JN143340

精神科医が教える

最強の若返り

精神科医

浅川雅晴

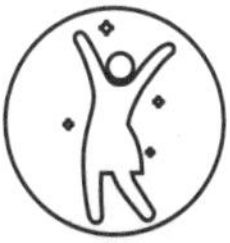

ロング新書

まえがき
――若がえりはあなた自身が主役

ここ数年でスマートフォンが大流行しています。

一〇代、二〇代の若い人だけではありません。四〇代、五〇代それ以上の人達にもひろがっています。

街を歩く人は画面とにらめっこ。

電車の中でも画面とにらめっこ。

駅、バスターミナルでも外面とにらめっこ。

いつ画面とにらめっこをやめるのでしょう。

歩きスマホで、ホームの後ろから突き飛ばされたらどうするのですか。死ぬかもしれないのです。

自分の不注意で未来がなくなるかもしれない。

前を向いて歩いて下さいと大声で言いたいのです。

画面とにらめっこの生活で、若い二五歳の人が老眼になっています。

その数は年々増えているのです。

眼球を支える両サイドの機能低下が著しくすすんで、物がかすんで見えてしまう老化が起こっているのです。

首を支える骨と骨とを支える軟骨に老化が始まっています。

頭痛、耳鳴り、手のしびれが起こっています。

二五歳で三五歳~四〇歳の症状になっている人達が増えているのです。

それ以上の人はなおさら症状が重くなります。

人が人と話さなくなると脳の老化が早くなる傾向があり、人によっては三五歳~四〇歳で若年性認知症になってしまうのです。

若いうちは何でもできる、やり直しがきくと思っていた時代は過ぎてしまいました。

若いからこそ正しい知識が必要になっているのです。

そして高齢者だからこそ、健康を保ち、病気の心配をしない若々しい日常になっていただきたいのです。


若がえりとは、あなたご自身が主役を演じることです。そして自分自身を大切にすることです。自分に与えられた素材を生かしていく知恵と工夫してみることにすべてが託されています。

自分自身で「知る、学ぶ、悟る」を理解していくことです。そのことを一日でも長く元気で積み重ねていくことだと信じております。

自分に合った生き方こそ、すがすがしく感じられる、そしてそこに若がえりの源がある気がしてなりません。


若がえりを心がけることで、五〇代、六〇代、七〇代と高年齢に向かうに従って、楽しく面白い自分が見えてきます。

体の中には若がえろうとする力が常に働いています。そのために、高年齢の方が「元気になったなぁ〜」と感じる場面を、数多く見て感動します。

基本的にまだ若い、四〇代の若がえりは、さほど若くなったという実感がないかもしれませんが、高年齢者が若がえりに努力すると、すぐに明るく楽しそうになっていく様子がわかりますし、ご自分でも元気になった手ごたえを感じるはずです。

三日坊主にならないで、自分自身で若くなろうと思うことを続けるだけで良いのです。


若くなろうと思う意識が日々高まることで、自然に散歩していたり、体操をしていたり、おしゃべりしている自分が存在するようになります。

若くなろうと思う気持ちを毎日持っていることが、自分自身に革命を起こさせるのです。若がえりは、毎日、自分自身を見つめなおす中にすべてが隠されております。

本書は、皆様が生き生きと素敵に年齢を重ねていただきたい、そんな思いで書かせていただきました。

精神科医として得られた世代別の心と体の若がえりの方法が、皆さまのお役に立って、いくつになられても明るい人生を送られますことを願っております。

浅川雅晴

目次

まえがき　3

一章　若がえりのための五つのポイント

①不規則な睡眠は若い世代の老化をどんどん早める　16
②自然の中に若がえる薬がある　19
③運動が体を健康にする骨の中のホルモンを刺激する　20
④食事・食材を考える　23
⑤指先を使う、声を出す　26

二章　若さを継続させるか、思いっきり老けてしまうか＝四〇代

★突然訪れる老い　30

★我慢を溜め込まないで 32
★ストレス袋を大きくしよう 34
★人は時としてボロ雑巾のようになる 36
★理性ある行動と道徳心が試されている 38
★怖い生活習慣病を予防するには 41
★若い体と心を作る、自分なりのお風呂エステ 42
★一日の終わりを満足感であふれさせる努力を 45

三章　若がえりの正念場＝五〇代

★気恥ずかしいほど派手な色やデザインを着てみよう 50
★「私は三〇代だ！」と頭に刻み込む 52
★何でも「見よう、知ろう、調べよう」 54
★内臓脂肪には要注意 56

★ストレス発散が若さの決めて 58
★気持ちが素直で、単純な人が早く若がえる 60
★若がえりに興味を持って自分の異変を早く察知しよう 62

四章　これから新しいことを始めても遅すぎない＝六〇代

★想像力を養いましょう 68
★若がえりのヒントは幼い頃に置き去りにした思い出の中に隠されている 70
★熱中する対象がある人は、目の輝きと歩き方に力がある 72
★人生一〇〇歳時代の六〇代はやっと半分 73
★すぐにできる若がえりのための運動 75
★血液をサラサラにする食事 79
★食生活改善こそ、健康と若がえりのキメ手 82
★アゴを下げ、両肩先を一八〇度広げるだけで若く見える 84

★できるだけ言葉を多くしゃべる努力をしよう 86
★何でも一〇年は続けてみよう 88
★六〇代から始めても、決して遅くはない 90

五章 「青春」を今から楽しもう＝七〇～八〇代

★現在の日本の繁栄を支えた方々 96
★「今から起きますヨ！」と脳に警告してから起きる 97
★食前・食後は口の中のバイ菌を取って清潔に 98
★懐かしい味をかみしめて昔の記憶を甦らせリラックス 100
★パン・そば・うどん作りで全身運動と脳活性化 101
★免疫力を高める食事が大事 104
★病気を疑ってみる 106
★両足の筋肉をつけよう 108

六章　千年桜のように＝九〇～一〇〇代

★九〇～一〇〇代は、衰えはぐんとゆるやかになる　114
★食事は、一口を三〇回噛んで下さい　116
★規則正しい食事時間を守りましょう　117
★転倒で骨折する事故が一番怖い　119
★丸い石踏み、竹踏みで足の裏のツボ刺激　120
★人は誰かのために生きている　123

七章　若がえりのための「体」にやさしい方法

★早く歳をとってしまう生活をやめよう！　134
★姿勢を正しくしよう　137
★関節を軟らかくする運動をしよう　139

★老化を最初に見せる股関節を鍛えよう 140
★ていねいな歯みがき、歯ぐきのマッサージで若さが保てる 143
★すき間の時間を上手に使おう 145
★骨を丈夫にしよう 151
★睡眠を上手にとろう 153
★運動は必要 160
★笑うことは若がえりと健康に欠かせない 166
★感動する機会をふやそう 170

八章　若がえりのための「心」にやさしい方法

★生きていることに意味がある 176
★日々の悩みを素早く捨てる訓練をしよう 184
★生物であることを思い出そう 186

★自分の中の無限の能力を信じよう 190
★自分にとって爽やかなことを知ろう 192
★悪い考え方をしないのが基本 194
★日々の暮らしの中で新しいことをしてみよう 197
★自分が元気でいれば人のお世話ができる 200
★若がえろうとする力を大切に 203
★自分で行う指圧法 210
★人は生きていてこそ値うちがある 216
エピローグ
自分自身が変わっていく喜び 219

一章

若がえりのための五つのポイント

①不規則な睡眠は若い世代の老化をどんどん早める

なぜ、若い世代に老化が早まっているのかというと、多くの理由がある中で、もっとも指摘したいのは、不規則な睡眠によって、傷んだ細胞修復と細胞再生ができなくなっているということです。

若い人はインターネット、スマートフォンのにらめっこの日々が続いていて、そこで脳疲労が起こるのです。

それが原因で、まず寝つきが悪くなっています。寝つきが悪い時には睡眠がとれないので、細胞修復にあたる分泌ホルモン「セロトニン」が脳から作り出されていないのです。

そして疲れた細胞は修復されず、さらに再生もできなくなり、若くして肌に張りがなくなる結果になるのです。

睡眠だけでなく、栄養も関係してきますが、ここでは若い人達の老化のメカニズムに、不規則な睡眠が大きな原因となっていることを知っていただきたいと思います。

寝つきが悪く眠れないため、冷蔵庫に行きビールを飲んだり、牛乳を飲んでみたりします。これは深夜に内臓に負担をかけることになります。

朝になると「食べられない」そして「胃がムカムカする」。

これでは栄養を取りたくても取れません。さすがお昼には空腹になって、コンビニで弁当を買うことになります。若い人たちは自炊することが少なくなっているのです。

この食事の片寄りで血液中の栄養バランスの崩れにより、食べてすぐに「おなかが空《す》く」「何か食べたい」「何か食べさせろ！」と体の中から叫び声がします。

仕方がないのでラーメンを食べると、空腹感は一時収まりますが、体の満足感がないためにますますお腹がへり、さらに体が何か食わせろと叫ぶようになるのです。

栄養の片寄りが肥満の体を作ってしまいます。そして肥満の体は「糖尿病、高血圧」を作ってしまいます。

三五歳〜四〇歳にして、目が悪くなり、足、腰に違和感が出てきます。

昔は、五〇歳〜六〇歳で足腰に不具合が出ていましたが、その頃よりずっと早く老化を起こしてきている現状があるのです。

その上、毎日スマートフォンを覗《のぞ》いていることで脳疲労が起こり、労働疲労（過剰労働）と対人関係のストレスから、かつては六〇歳〜七〇歳といわれていた時よりもずっと早く認知症が発生するようになっています。それが若年性認知症です。

そうしたことが自分の身の上に起こらないようにするために、自分で自覚して「若がえり」を考えることは絶対に必要な時代になっているのです。

②自然の中に若がえる薬がある

樹々が立ち並ぶ散歩道に朝日の木漏《こも》れ日。爽《さわ》やかな風がほほをなでます。誰でも「気持ちがいいなあ～」と感じます。

そんな「気持ちがいいなあ～」と感じる時間を、一日に三〇分は作りましょう。

脳疲労が和らぐ瞬間が大切です。そよ風と太陽の木漏れ日は、心を和らげる薬です。

「気持ちがいいなあ～」と感じる回数が増えることで、脳内分泌物が作り出されるのです。

一日に決まって自然と触れ合う習慣を作ることが、快適な睡眠の道を開くようになります。

産まれたての赤ちゃんだって、直射日光は避けて、ガーゼで顔をかばう形で日《ひ》向《なた》ぼっこを一日に一五分～二〇分させるとよく眠り、夜泣きも少なくなります。

赤ちゃんであろうと高齢者であろうと、自然が与えてくれる恵みによって健康な生命が守られているのに、最近は太陽に当たらなくなっています。

そのせいで、くる病になったり、骨が折れやすくなってしまいます。

小学生も外で遊ばせる時間が少なくなって、骨折が増えているといいます。

自然の恵み、太陽とそよ風の大切さ、有難さをいつも感じていて下さい。若がえる秘訣は、自然の恵みによってもたらされる深い睡眠に隠されているのです。

③運動が体を健康にする骨の中のホルモンを刺激する

骨の中には髄液があります。その髄液を刺激すると髄液のホルモンが外へ飛び散ります。そのホルモンは体を健康にして、若がえらさせる力があるのです。

ランニングしている三五歳～四〇歳の人が、年齢より若く見えるのは、走るたび、なわ飛びするたびに骨を刺激をしていることに答えがあるのです。ランニング、なわ飛びも軽く息があがる程度でよいのです。

高齢者の人はこんな運動をしてみませんか。

手すりに両手でつかまって、かかとを一度上げてストンと床に落とす。この運動を三～五回くり返すことから始めてみましょう。

ただ、高齢者で骨粗鬆症《こつそしょう》の方はしないでいただきたいのです。そうでない方は朝夕、思い出したらする習慣を身につけましょう。

自分の体重で骨の中に刺激を与えられるので、骨の中のホルモンが外に出ます。それが体全体にいきわたり、約三週間で階段の登り降りが軽くなります。

仕事で跳びはねる運動をしている人は、高齢でも実年齢より二〇歳も若い人がいます。

高所に登り屋根を直す大工さんは、一日に何回も三〇cm～四〇cmの所から跳び降りて、急いで物を取ってまた高い所へ登ります。仕事で自然に跳びはねている人は実年齢より若いのです。

都会で生活している人はエレベーター、エスカレーターに乗ることが多く、骨に刺激を与える走り方をしなくなってきています。そこで体を維持するためのホルモンが外に出にくくなっているので骨密度が低下し、骨折しやすい体になってしまうのです。

若い人の老化は、日常生活の「エレベーター、エスカレーター、車」等のひんぱんな利用によって進行してしまうのです。

日曜日ぐらいは子供と一緒に跳びはねるようにしましょう。大声で子供といっしょに笑いあって、ストレスが外に出る生活をすれば、若々しくなります。

「大声で家族の中で笑う」顔の筋肉運動により脳が刺激され、深い睡眠が取れるようになります。朝、肌がつるつるになっています。

二日〜三日で目に見える効果が表われてきます。スマートフォンを見ることも少なくなり、運動にも興味がもてるようになります。

朝起きた時、体が軽く感じる時は肌も同時につるつるで若くなっています。

④食事・食材を考える

高血圧を抱《かか》えている場合

- 野菜サラダの食べ方でかなり血圧が下がります。
- 玉ねぎ、スライスのパプリカ、トマト等をレモン汁で食べましょう。少々の塩とコショウならOKです。
- 色の濃いパプリカ、トマト、アクセントに玉ねぎを入れることで味は薄いけれどおいしく食べられます。

・血圧と中性脂肪・コレステロール値の高い人は、ごぼうを三度ゆがいてから酢に漬けておくと一週間食べられます。

また、ごぼうを薄味のみそ汁にすり入れましょう。

血糖値の高い人

・食事前に血糖値が上がりにくくなる工夫として、野菜サラダをしっかり食べてからその後に食事をとるという基本を覚えましょう。

・間違いの食事……ご飯、茶わん一杯約二〇〇カロリー。そこに、カボチャの煮物をおかずにする。野菜だから良いと思っているが、カボチャはご飯一杯と同じカロリーに計算されるのです。

・ご飯茶わん一杯の時は、穀物類の芋、カボチャを控えましょう。

そのかわりにワカメのみそ汁と青魚「イワシ」等の組み合わせにしましょう。

炭水化物のご飯・穀物類や芋などは一緒にとると栄養のバランスが悪く、数時間でカロリーが上がってしまい糖尿症状の悪化につながります。

- 良い食事とは、サラダをしっかり食べること。その後でご飯、魚、ワカメの酢のものなど、バランスの取れた食事で血糖値が抑えられるのです。
- 高齢者と独身者は食事を作るのが面倒なので、ラーメン、チャーハンを食べる傾向があります。若者達（三五歳前後）に糖尿病予備群が増えています。
- 食事を計算して食べるようにしましょう。
- 食材は血圧を下げる薬です。
- 食材は血糖値を下げる薬です。

一度高血圧、高血糖になると薬を一生飲み続ける生活が待っています。なかなか改善されない高血圧と糖尿病でも、病院で正しい食事方法を教えてもらうと、かなり改善されます。将来の医療費を減らす食事と向き合って欲しいのです。

・高齢者で病院通いをするのは大変です。現代は血圧と血糖を計る小さな器械が手頃な値段で売られています。

朝起きて計ると数字が瞬時《しゅんじ》に出てきます。昨日より下がっているとすぐわかるので、毎日計ることで楽しみが増えます。昨日の食事が良いと数値が下がっているからです。

高齢者であっても数値が下がると、本気で食事に対して知識度が上がってきます。

そして昨日よりも今日、元気で若がえることができます。

⑤指先を使う、声を出す

ペンを使う人、絵筆を毎日使う人、裁縫をしている人、こういう人たちは指先を使うことによって脳を刺激していることになります。

脳の刺激と同時に、想像しながら物作りをしているわけです。

前頭葉が強く働くことにより実年齢より若々しくなってくるのです。

指先と想像力を使うことを同時にする、お菓子作りのパティシエなども実年齢より若い人達が多いものです。

脳を刺激されると得意技を伝授したくなる心理が働き、ついついおしゃべり上手になります。

指先を使い、声出しも同時にする料理教室の先生も実年齢よりも若い人が多いですね。毎日の生活で指先を使い、家事を本気でやっている主婦も、一度しゃべり出したら止まらない。そんな元気な生活をしている人達は認知症になりにくいものです。

脳の働きが悪くなると、早くしゃべれなくなり、声が前に出なくなります。

しっかりしゃべる生活をしないと、耳が遠くなっていき、次に足が弱ってきます。次に面倒臭くなり、さらに動きたくなくなります。

脳を刺激しないことで、外に出たがらなくなると、老人性うつ病にも発展しやすくなります。半年、一年で同じ人物とは思えなくなる人もいます。

指先を動かすことで、体全体の機能低下を抑えられます。

そして名前を書く、住所を書く、そんな時に字が震えてきたら脳の検査を急いで欲しいのです。脳梗塞の前兆だったりするからです。そして脳梗塞の早期発見にもつながります。

さらに日記を書くことで、自分のこれからしたい目的が決まってくることもあります。

目的さえ決まれば、今日より明日、若がえりの道が開けていくのです。

二章

四〇代

若さを継続させるか、思いっきり老けてしまうか

★突然訪れる老い

階段を目の前にすると、なぜか走って登る癖があります。

私は子供の頃、野球選手になりたかった。野球選手は、キャンプで長い階段を走ってトレーニングしています。そのような光景をテレビで見ていてつい、真似るようになったのです。

ところが、四二歳の時、「今日は、走って登れない。怖くて降りれない」と、いつもとは違う自分に気づきました。

「嘘だろ？　どうしたんだろう？」

と、驚きのショックが走りました。

子供の成長はゆっくり登り坂を上るがごとく大人に近づくのですが、老いるということは、崖から転げ落ちるように訪れます。何が怖いかというと、昨日までは自分が老いるなど夢にも思っていなかったのに、今日は老いを感じる出来事が起こってしまうからです。目の当たりにした現実が怖いのです。

老いるなど遠いことであり、他人事に思っていたのに……。

また、歯みがきをしていると前の鏡に、白髪が朝日にすかされて光っています。「嘘だろ？」と歯みがきを止め、頭髪をかき上げる。あちらこちらに白髪が顔を出してきているではないか！　昨日まで鏡などしげしげと見なかったのに、今日は鏡とにらめっこしているではないか。

普段の現実とは違うことが起こると、怖さが広がります。これから先どんどん老けていくのだろうと想像してしまうことが、恐怖感を植えつけます。体に起こった変化を心が恐怖感でとらえている。それが、ある日突然やってくる老いという訪問者なのです。

子供が成長していくようにゆっくり老いが訪れるのであれば、それなりの防御策も取れるでしょうし、精神的ショックは少ないでしょう。

人が老いる原因は、数々ありますが、それを完全に防ぐ方法はありません。精神的ショックが老いを連れてくるのです。老いを認めない精神力と肉体を作っていけば良いのです。

★我慢を溜め込まないで

四〇代は、精神力を鍛え、肉体を鍛える必要があります。

働き盛りに入る四〇代は、後輩の面倒を見たり、上司とのつき合いもある、そして家庭に帰れば子育ての問題もあります。両手、両足を伸ばして自由に寝ころがる暇がない。自分のことをかまう暇がない。そういう心の余裕のなさが老いを連れてくるのです。

頑張って働く日々の中で、我慢を溜めてしまう傾向にあります。頑張る人は、根が真面目で几帳面で気分転換がへたくそです。気分転換をしていることを、仕事を怠けていると受け止める生真面目《きまじめ》さが邪魔をするのです。

仕事、仕事で追いつめられている毎日に、たった一つ子供の受験問題が入ってきたとしましょう。そのたった一つが、溜まっているストレス袋にねじ込まれた。ストレス袋はついに破裂して、うつ病、心身症を出してしまいます。

四〇代には、責任ある仕事と家庭がプレッシャーになる状況があります。

そこで、うつ病になる人が多いのです。うつ病は直接、死と関連している病なので、甘く見ない方がよいでしょう。癌と診断されると大層なケアーをしますが、しかし、うつ病であると診断されても、薬を飲んで仕事を休む程度にしか考えていません。

うつ病は、自分が持つストレス袋に、もうこれ以上ストレスを溜め込めないという状況になった時起こります。そこで、発作的ともいえる突然の自殺につながってしまいます。

うつ病は、直接、死と関連してくるのです。

★ストレス袋を大きくしよう

肩書きのある人達が不祥事を起こして、突然、自殺をはかってしまったニュースを見聞きします。同じ不祥事を起こしても、自殺までいかない人もあります。それは、真面目さ、几帳面さの違いであり、自分を追いつめる重圧の違いがあるからです。そして、個々が持っているストレス袋の大小の違いがあるのです。

真面目で几帳面な性格を直すことは難しい。それはその人が持って生まれた特性の一部分ですから、「バラの樹に生まれている人を、桜の樹にはできない」のと同じくらい難しい問題です。しかし、小さなストレス袋しか持っていない人を、中ぐらいのストレス袋までにすることは努力すればできます。

真面目で几帳面な性格の人は、頭で物事を決めているというところが多く見られます。そのような人は、自分で決め込んだ答と異なる答が出ると、ストレス度が倍増してしまいます。

まずは、物事を決めてかからないようにすることです。そして、心の柔軟性を養う努力をすれば、持っているストレス袋が小さい人でも、大きくなって余裕が出てきます。自分自身が持つストレス袋を小から中に、中から大にできれば、仕事・家庭・人間関係の不満を、かなり中に詰め込むことができるでしょう。

そして、おいそれとは、うつ病にかからなくなるでしょう。

心の柔軟性を持つということは、楽観的になる一方で、人のミスを許す優しさが必要です。そして、人に指摘された注意を根に持ってしまわないことです。不愉快ではあるが、「そうしたこともある」と、他人事のように受け止める柔軟性を持つことで、ストレス袋は大いに変化します。ストレスを持って帰宅しないことが不眠にならない方法です。

うつ病の入口は、不眠が三日以上続いた時から始まるとされています。

★人は時としてボロ雑巾のようになる

若さを保つには、精神面が深くかかわっているお話をしてみましょう！

四〇代は、自然の若さが体にも心にも残っています。しかしすぐそばに忍びよる老いと重なり合って、複雑きわまりない心身の不安定さがあります。

ですから、常識では考えられない行動を取ることもあります。

家庭を持ちながら、突然、恋に落ちてしまった人の話です。その狂い方も半端ではない。家庭に残された子供達は、親から離れて暮らすことになりました。

子供達（息子九歳、娘七歳）にとって、彼らの父親も母親も絶対的存在です。その親の片方がいなくなることは、最大の精神的苦痛となります。恋に落ちた父親は勝手なもので、子供の心がわかる余裕などなかったのでしょう。

時がたち、体力がついた子供（息子・中学一年）は、今までの精神的うっぷんを親の前で爆発させ、暴力、非行に走ってしまいました。

父親は警察に行き、子供をもらい受けることがしばしば。息子は悪いことをしているると知っています。ただ、父親が困ることに快感を覚え、暴力をエスカレートさせていったのです。

父親は、四〇代を迎えました。離婚して再婚した彼は、はたから見ている限り好きなように生きているようで、羨ましく思えたものです。ところがある日、その父親と趣味のスポーツ競技会を通して、久し振りに顔を合わせました。

先方から挨拶されなかったら、彼とは気づかず帰ってしまっていたでしょう。あまりにも様子が変わっていたので、急には思い出せなかったのです。

私は「どうしちゃったんですか！」と失礼をかえりみず言葉に出してしまいました。

「実は、先妻の子供に手こずって……」と彼は顔を下に向けたまま、なかなか言葉を出せないでいます。しばらくしてから言いました。

「今の妻と暮らしている家に、息子が来て暴力を振るうのです。そして、お金を出せと脅迫する。家に入れないようにすると、外で大声を出して、親が困ることをわめき散らします。今の妻がすっかり怯えている状況が続いているんです」

本当に困り果てた様子でした。実際に身近な人がそうなると、慰める言葉が出てきません。彼は四〇代半ばですが、ボロ雑巾のようになっていました。

ヨレヨレの表情は、六〇代を思わせる老け方でした。彼を見て思ったのは、人は四〇代でも六〇代のようになってしまうんだということです。

★理性ある行動と道徳心が試されている

四〇代が若いというのは、一般的な思いであって、四〇代でも老けている人もいます。四〇代はこれから先の人生において、「若さを継続させるか？　思いっきり老けてしまうか？」の岐路に立っていると思うのです。

若さを継続させるのであれば、人としての理性ある行動と道徳心が試される時であります。若さを保つのに、理性ある行動と道徳心がなぜ関係しているのでしょうか。

それは、精神の乱れから、大変な生活を余儀なくされてしまうからです。

ボロ雑巾のようになったのは、前に述べた彼だけではありません。


キッチンドランカーになってしまった妻の話です。

夫の単身赴任が決まり、妻は取り残された気持ちになってしまいました。夕食を作る場所に、料理酒がありました。悲しさを忘れようとして一杯だけ飲んだのですが……。その日から妻はキッチンドランカーに変身していったのです。

アルコール中毒症にかかるのは、おじさん達と思われていましたが、今では失恋や寂しさなどをまぎらわすために飲むことが原因での、女性のアルコール中毒者が増えています。

そんなこととはつゆ知らず、夫が数カ月ぶりに帰宅してみると驚くなかれ、変わり果てた妻の姿がリビングにありました。

現在アルコール中毒を起こすと、受け入れ先の専門病院が少ないのです。あちらこちら訪ね歩いて入院させるケースも珍しくありません。治しにくい病気の一つです。治療費もかかり、家庭崩壊につながったりします。このように、ごく普通の人達が落とし穴にはまってしまうケースが、四〇代に多くあります。

だからこそ、精神の管理を日常でしなくてはなりません。働き盛りである四〇代は、部下と上司にはさまれる年代であり、家庭では一家の柱として責任があります。

そうした立場であるがゆえに、ストレス度が高いのです。「ちょっとくらいならいいだろう」と一杯飲んでけんかをしてしまった、相手にケガをさせてクビになってしまった、そしてその後の再就職がなかなか決まらず家庭崩壊した人もいます。

★怖い生活習慣病を予防するには

四〇代に多い心の病気はうつ病です。

一方、四〇代には生活習慣病も顔をのぞかせてきます。

生活習慣病の中で一番多い病気が高脂血症です。血液中のコレステロールや中性脂肪が増える病気で、自覚症状がないまま動脈硬化を進行させて、狭心症、心筋梗塞、脳卒中などを起こす要因となります。

コレステロールには動脈硬化を進行させる悪玉コレステロール（ＬＤＨ）と、血管内の余分なコレステロールを減らす善玉コレステロール（ＨＤＬ）とがあります。

中性脂肪は食べ過ぎや運動不足により体内に蓄積され過ぎると、肥満、糖尿病、動脈硬化の原因になります。

高脂血症の対策として、次のことに気をつけるようにしましょう。

①食生活に気をつける＝規則正しく三食とる。天ぷら、フライは控える。野菜、海藻、きのこ類をたくさんとる。アルコールを控えるなど。

②適度な運動を心がける。

③ストレスを解消する。

④標準体重を維持する＝身長（m）×身長（m）×22が標準体重（kg）

病気にならないために、精神管理と体の健康管理をしなくてはなりません。

★若い体と心を作る、自分なりのお風呂エステ

四〇代からは、日常生活での工夫を始めましょう。

たとえば、お風呂に入る時にゆっくりと、指先の触覚を頼りにした入浴をしま

しょう。まず、いつものようにタオルで体を洗います。その後、再び手の平に石けんを泡だてます。ていねいに体をマッサージする形で洗います。

特に胸まわり、脇の下、お腹をていねいにマッサージします。指先に注意をすれば、乳癌など指先にひっかかって、大豆の大きさのしこりを発見できます。

指先の触覚はお医者さんの役を果たす大切な武器です。

赤ちゃんの肌は、ツルツルプリプリしています。それは新しい皮膚がどんどん作られ、常に新しい皮膚になっているからです。

二〇代になると、皮膚の新陳代謝が大幅に遅くなります。

三〇代ではもっと遅くなり、四〇代ではもっともっと遅くなります。

ですから、古い角質層を指先でマッサージするように、めくるような洗い方をしましょう。タオルでゴシゴシ洗うと皮膚を傷つけてしまいます。指先と手の平を頼りに洗うのが一番です。手の届かない背中などは、手の平と同じガーゼのよ

手の平に石けんをつけてマッサージ

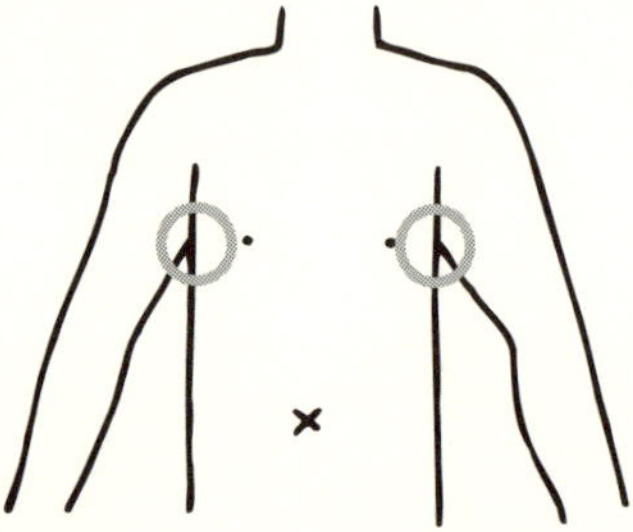

脇の下、乳首の間を、
円をかくように指先でマッサージをしましょう。
リンパの集まっている所であり、免疫力を高められます。
（時間にして1分間でも充分です）
免疫力が高まると風邪をひきにくくなります。

足、ふくらはぎを心臓に向けて下から上に、マッサージをしましょう。
ふくらはぎは第二の心臓といわれる役割をしていて
足の血液を心臓に向けて送り上げている所です。
ちょうど、手の平に石けんがついているので、すべりが良く、マッサージするのに都合がいいのです。

（時間にして1分間で充分です）

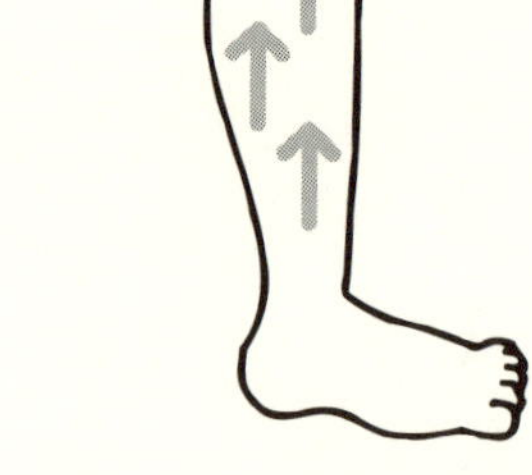

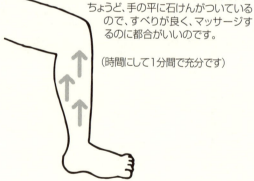

うなタオルを使うことで、皮膚の傷を防ぐことができます。

問題は石けんが残らないように、洗い流しをていねいにすることです。また、入浴時に一日の疲れを取って、風呂あがりにすがすがしい気持ちになるよう心がけます。

毎日、自分なりのエステを楽しむ心がけが、若い体と心を作ります。

★一日の終わりを満足感であふれさせる努力を

若がえるホルモンが出る環境を作ることを、四〇代からは心がけてほしいものです。

面倒くさいと思うことをあえてする。これを習慣づけることが、ここから先の時間を豊かにしていくのです。働き盛りである四〇代は、家庭に帰ると疲れてぐったりしてしまうでしょうが、そこの所を工夫しなければどんどん老いていきます。

そして、過食とアルコールで疲れを忘れようとすることはやめてください。

アルコールと美味しいものでストレスを発散し、解消するのはわかりますが、毎日の過食とアルコールの習慣が、五〇代に向けての肥満に危険信号を灯すのです。

内臓についた脂肪が、生活習慣病を作り出しています。その元をたぐり寄せると、ストレスからきています。

帰宅してどんなに疲れていても、自分の世界である扉を開ける部屋が存在していれば、楽しいと思うのです。それがスポーツであったり、日曜大工であったりすると、積み上げていく楽しみがあります。

スポーツをしたり、もの作りに励んでいる状況では、仕事場で緊張して働いている時の重圧が取り除かれ、脳はリラックスした状態で使われています。

一日大変な仕事をした後は、楽しいことをして一日を終わらせる。それで昨日と同じ若さを保つことができます。一日の終わりを満足感であふれさせる努力が、深い睡眠をうながし、眠っている間に若がえらせるのです。

若いうちから深酒をすると脳の萎縮があります。人によっては若年性認知症が始まることが多いのです。

40代のワンポイントアドバイス！

●誰だって目で見て老いを確認した時はショックだと思います。その時、精神的に「嫌だなぁー、歳を取ったなぁー」と落ち込む状態を作らなければ、老いは食い止められます。

歳を取ったことを諦めると、どんどん諦めの方向へと老化は進みます。諦めることで体と精神のケアーをしなくなるからです。

●歳だと感じる一面を見た時、逆に体と心のケアーを強化しようと考えることで、老いを食い止められます。
生命を維持するために、体の中には元気になろうとする力が潜在しています。
それは九〇歳、一〇〇歳まで生きている限り存在します。

●人の体は一方的に老いに向かう訳ではありません。若がえろう、元気になろうとする生命力と老化の進行とが体の中で攻防戦をくり返し、徐々に衰えに向かっていくのです。
一面だけを見て落ちこむと、元気になろうとするセロトニンという若がえりのホルモンが出にくくなるので、老化を進行させてしまうのです。

若がえりには、知識力と工夫が大切です。

三章

五〇代

若がえりの正念場

★気恥ずかしいほど派手な色やデザインを着てみよう

若がえりの正念場は五〇代です。五〇代に若がえりの習慣づけをしましょう。それがやがて来る六〇代、七〇代、その先へと続く日々を健康で過ごすためのカギになります。

五〇代に入ったら、男女ともに気恥ずかしいぐらいの色とデザインのパジャマを選んでみたらどうでしょう。パジャマだけでなく、室内着もできるだけ派手で華やかなものを着てみるのもいいですね。

その理由は、人は環境になじむ習性があるからです。若々しい色とデザインのパジャマと室内着に、自分を合わせようとする本能が働くからです。

視覚がとらえる明るい色と若いデザインに、気分が明るくなっていきます。それによって、人を元気にするホルモンと気分が高揚するセロトニンが出やすくなり、活発になります。

できれば、全身を映すことのできる鏡があったほうがいいですね。鏡に映った自分を見て、お腹が出て不格好だと感じたら、何とかしなくてはと思うでしょう。人は鏡をのぞいてみて「髪が伸びて見苦しいなあ」と感じた時に、床屋に出かけようとか、美容院に行こうという気になるものです。

若さの維持は、自らの不格好をどこまで認識できるかにかかっています。人は、環境になじむ習性を上手に使わなくては、決して若がえることはできません。

最初は派手だと思ったパジャマも、知らず知らず似合うように変わっていきます。

五〇代からの若がえりは、楽しみながらでなければ、継続しにくいと思われます。最初はパジャマから慣らしていき、次は二〇年前に着ていた服をひっぱり出す。それを土・日は着るのです。慣れてきた頃から、思いきって若いデザインの服や小物を新たに買うと失敗がありません。目に見える形から入ると、継続しやすいと思います。

★「私は三〇代だ！」と頭に刻み込む

室内を、気分が明るくなるカーテンやカーペットに変えてみましょう。

また、お香やポプリを焚くのも効果があります。嗅覚から良い刺激を得ることにより、高揚する分泌ホルモンが出るからです。そして、若い頃に好きだった音楽をかけてみたら最高。気分は若かった頃にタイムスリップしていって、心地よく酔いしれる中でセロトニンが出されていきます。

セロトニンは、弱った細胞を修復したり、気分を元気にさせる活動力を生み出します。視覚、聴覚、嗅覚が気持ちを若くして、その感覚を脳に記憶させさせます。すると、想像力も豊かに湧いてきます。

その時、自分が希望する年齢を、たとえば「三〇代」とインプットしてみましょう。

これは一度では効果がありませんが、眠る前に毎日リラックスタイムを取って、「私は三〇代だ！」と頭に刻み込むのです。いつしか、自然に若々しい動きをするようになっていき、毎日の生活習慣が若かりし頃に改善されます。

そのぐらいの努力をしなくては、若がえることはできません。

若がえるというのは、自分自身を希望する年齢にプロデュースする想像力がなくては効果が表れにくいのです。

本当に若くなれるんだろうかと不安げに、この本を読まれているかもしれません。

ご安心ください。心配しなくても、きっとなれます。

自ら希望した年齢を忘れないという訓練を毎日行うことによって、希望した顔つきにもなれるのです。それが人間の持っている順応性の素晴らしさです。

★何でも「見よう、知ろう、調べよう」

忙しく働く五〇代は、自分が持っている力である再生能力を振り返る心の余裕などなくなっています。だから、疲労感を蓄積させたままの表情で、固まってしまっていることが多いのです。

それが外見的におじさん・おばさん顔の雰囲気を作り出しています。年を取ることは、素晴らしいことです。知識も豊富になり、自分自身と上手につき合えるようになるからです。だから五〇代になったら自信をもつ。

でも気分は小学一年生になりましょう。

小学一年生は、何でも見ようとする好奇心に優れています。だからどんどん新しいことを吸収しようとします。そうした良い所を見習いましょう。何でも「見よう、知ろう、調べよう」に重点を置くと良いのです。
知識力に自信がつくと視野が広がり、何でもあり、と思える心の柔軟性が養われます。心の柔軟性があると、人との摩擦が起こりにくくなります。

そうすれば、もしもこの先、六〇代で再就職をするようなことが起こっても、好感度を作り出すことができます。いや、それより何より、家庭内が明るくなり、会話が自然に出てきます。

五〇代には五〇代でしかできない楽しみ方を見つけなくてはいけないのです。そんなことを急に言われても、「五〇代の楽しみ方って、何があるんだろう」と、一瞬頭をかしげてしまいますか？　それは、年を取っている証拠です。

二〇代の人達に二〇代の楽しみ方を聞いてみて下さい。一瞬の迷いもなく、「サーフィン、旅行、……」と人それぞれ、楽しみ方を大声で話し出します。

五〇代ではそうしたことも見習って反応を敏感にしなくてはなりません。

「五〇代の楽しみ方は？」と人に聞かれたら、「何でも見よう、何でも知ろう、何でも調べよう」と即刻答えます。いろいろな楽しみ方があると答えればいいのです。

見聞を広げることにより、人の表情が穏かさを増し、優雅に若がえっていけるのです。

★内臓脂肪には要注意

若がえるということは、人生の最大の儲け話になることだと思います。

健康で長く働ける心と体とを作れば、残りの人生を豊かにすることにつながります。これから高年齢層が増える中で、ハツラツとして過ごせるならば、こんな幸せなことはないと思います。高年齢の人達がみな若がえってくれれば、不安をかかえた社会とサヨナラできるのです。

そのためには五〇代で健康な体を作り、若がえらなくてはなりません。自分のためにも、家族のためにも健康が必要なのです。

今は内臓脂肪に話題が集まっています。それだけ肥満体型が増えている時代です。ストレスも多く、その解消にいっぱいお酒を飲みますし、会社と家との往復では、運動量も足りません。そんな日常生活は、知らず知らず、さまざまな病気を作り出します。そして内臓脂肪は、さらに、さまざまな病気を発症させます。

①肝臓病＝自覚症状が少ないのが特徴です。わが国の七〇万人が急性肝炎で一三〇万人が慢性肝炎、四〇万人が肝硬変、四万人が肝臓癌だと言われています。

②痛風＝発作の原因は尿酸が増え過ぎるからで、四〇歳以上の男性の一〇人に一人が予備軍と言われています。尿酸値7.0mg／dlより高い値が続く場合、治療が必要です。特に8.5mg／dl以上ある場合は、痛風発作がいつ起こってもおかしくない状態です。

③高血圧＝高血圧は特別な症状が出ないことが多く、サイレントキラーと呼ばれています。知らない間に突然、脳卒中や心臓病の発作を起こす場合があります。

血圧が高いと言われたら、自覚症状がなくても治療の開始が必要です。食塩の取り過ぎ、肥満、運動不足、アルコールの飲み過ぎ、ストレスなどに注意が必要です。

★ストレス発散が若さの決めて

男性は女性の閉経のように自分の体で直接老いを実感する節目がありません。それだけに老いを放置する人が多いようです。

「歳をとったなぁ〜」と気がついた時には、かなり歳をとってしまった状態が男性にはあります。働き盛りの男性こそ、一番若がえりを望みたいものです。何と言っても一家の柱なのですから。

五〇代は仕事も忙しい日々ですが、子供達にお金がかかる年齢でもあり、自分の老いと向き合う心の余裕など持てないのでしょう。そのことが老いを急速に進めます。従って、継続できる無理のない若がえり対策が必要になります。

まず、前に触れた派手なパジャマから意識改革をはかってみましょう。

また、若がえるには、ストレスの少ない生活、運動、バランスのとれた食事、上手な睡眠、この四つの平均バランスが一体化しなくては充分な効果が望めません。そして日々心がけることで新鮮な血液（二〜三cc）が造られていきます。

体全体の血液量は約半年で造り変えられます。個人差がありますから、数カ月のばらつきは出ます。しかし、食事をしたりしなかったりする生活だと新鮮な血液は造られなくなり、たちまち老化が外面と内臓に出てきます。

男性はこの四つを面倒くさがって、あまりやりたがりません。それが男性を一様に五〇代、六〇代になると、歳をとった姿と顔にしてしまうのです。

一方では、あっと驚くほどの若さをキープしている人達もいます。

記憶をたどれば、私の子供の頃に見ていたテレビドラマの俳優さん、女優さんが現在も若い頃に見ていたそのままの顔で活躍しておられる。人に見られる仕事をしているだけに、陰で相当な努力をしておられるのでしょう。

そうした人達を考えれば、若がえることは一般の我々にだってできると思うのです。

若がえりに関心を持つことにより、日頃の食事に気をつけるようになる。日々の小さなことに気をつければ、半年、一年後にはずいぶん違ってきます。

★気持ちが素直で、単純な人が早く若がえる

気持ちが素直で単純な人の方が早く若がえることができます。五〇歳になっても単純に「三〇代になってしまおう」と思い切れるかどうかです。思い切れれ

ば、三〇代の顔つきになるということです。もう無理だと諦めてしまうと、それで終わりです。

若がえりのためのお手本のようなエピソードがあります。

小さな田舎町に、歌を唄うことが大好きな人達がいます。カラオケで唄うことが、その人たちの楽しみの一つ。

五〇代、六〇代ですが、みんな若い顔をしています。ぱっと見て四〇代にしか見えません。

その人達が唄っている場所には、正面に自分の姿が映る大きな鏡があります。立って唄っている人は、いやおうなしに自分の姿が映ってしまいます。みんな鏡の前で、唄う歌手になりきっているのです。周りもノリにノッて誉めたたえる。セロトニンがたくさん出る環境がその人達にはあります。

若さの秘訣は、単純に希望する歳やその歌手になりきれる素直さがあることで、そういう時に集中してセロトニンが出ているのです。毎日、時間は刻々と進んでいても、そのホルモンが老いを止めてくれています。都会であっても田舎であっても関係なく、若がえる生き方をしている人は素晴らしいと思います。

★若がえりに興味を持って自分の異変を早く察知しよう

若がえりにぜひみなさんの関心を高めていただきたい訳があります。近年、五〇代という若さで、すでにアルツハイマーと診断されている人が増加しているからです。

いろいろな分野で、機械化、コンピュータ化が進み、かつては手作業でしていた仕事が、一分もかからないうちに処理できるようになっています。

その中で働く人達は、二〇年、三〇年前に比べ、知らず知らずの間に脳にストレスがたまっていることが報告されています。脳のストレスが原因となって、若くしてアルツハイマーになっている人も増えているのです。

また、アルツハイマーの発症は、食生活の急変とも関連しています。

他に、四〇代、五〇代は癌などの大病にかかることも多いのです。この年代は細胞の働きがまだまだ活発ですから、癌になってしまうと進行が速く生命を脅かされることになります。

もし、あなたが若がえりに興味を持ち、自分自身の心身に気をつけていれば異変を早く察知できるようになるのです。本来は若がえりのつもりでやっていたことが、自らの命を助けてくれる役割を果たすこともあります。

50代のワンポイントアドバイス！

●五〇代は細胞がまだ活発ですから、若がえりは充分可能です。一生懸命働き、ほっとできる年齢であり、その人生経験によって悟りが開けてくる、実に素晴らしい歳であると思います。

●五〇歳は、まだまだたくさんの時間が残っています。そう思うだけで、何となく心が軽やかになるでしょう。幸せは、自らの再認識から生まれるのです。みなさん、ぜひ素晴らしい五〇代を送って下さい。

●そのためにも、「アンチエイジングドック」で、老化をチェックしましょう。このドックで、血管の硬さ・弾力性と骨密度を調べると、実年齢より老化していないかどうかがわかります。老化度を知り、弱っている所がわかれば治療できます。

●たとえば、実年齢より血管が一〇歳も老化しているという結果が出たとしましょう。かなりショックですが、血管を軟かくする薬もありますから心配する必要はありません。そして食事の工夫として血管を軟かくするには、赤トウガラシ、キムチなどを食べましょう。一味トウガラシをサラダの上にかけるといいです。

●個人差もありますが、半年の治療で実年齢にまで回復する人もいます。動脈硬化を放置すると、血の塊ができたり血管が破れやすくなります。

●また、食事の改善で、かなり若がえりが期待できる時代であることを知っておきましょう。

●医学はどんどん進歩しています。老化した目も手術が可能な場合が多くなっています。

前向きに治していけば、自信にもつながります。

若がえりの秘訣は、心配ごとをひとつひとつ取り除いていくことなのですから……。

四章

六〇代

これから新しいことを始めても遅すぎない

★想像力を養いましょう

若がえりの正念場は、五〇代と六〇代であると思うのです。

六〇代では、趣味などにも想像力をフルに働かせるよう努力しましょう。

たとえば、ガーデニング、または陶芸をすると決めたとします。実際にチャレンジしている最中は、想像力が強化されています。その中では、自分自身が考えている通りにできているのかどうかという、葛藤もあるでしょう。

また、人は自分の作品をどう受け取ってくれるのだろうかと考えたり、人は喜んで使ってくれるのだろうかという期待を抱くことができます。

そのような想像力が脳を活性化させてくれます。

これは陶芸に限ったことではありません。作曲や料理であっても、創作している時には想像を張りめぐらせているものです。対象が何であっても、創作している間は普段使っていない脳の部分を使っています。

脳の部屋は大きく分けて、前頭葉、側頭葉、頭頂葉、後頭葉から成り立っています。頭頂葉は脳中枢が集まっている所で、日常で使われています。左側頭葉は主に記憶の部屋があります。日常生活では大切な所です。後頭葉は運動神経の部屋ですから、ここも日常で使われています。

一方、前頭葉は想像の部屋であるとされています。特に使わなくても生活に困らないわけであり、使用回数が他の部分より少ないのです。だから、若がえるためには、普段使われていない前頭葉を活動させれば、脳全体が活発になります。

日常での使用回数が少ない前頭葉にポイントがあるのです。

ですから芸術家も、日常で前頭葉をひんぱんに使っているので、実年齢よりも若い人が多いでしょう。

★若がえりのヒントは幼い頃に置き去りにした思い出の中に隠されている

子供は親が教えなくても、いろいろなことを想像しながら遊んでいます。子供の頃は、前頭葉がよく使われているからこそ、面白い発想ができるのでしょう。成長と共に、前頭葉（想像の部屋）より脳中枢を中心として側頭葉、後頭葉が必要になっていきます。学童期には、勉強などでいろいろなことを想像する暇がなくなると、少し想像力が衰えます。大人になると忙しい日々があり、想像力がさらに減ります。

特に六〇代は想像力がかなり衰えてきます。想像力を豊かにすることは普段使っていない部分を使うことですから、若がえりはもちろん、脳の老化を食い止める働きもしてくれます。特に、アルツハイマーなどを食い止める予防策になります。

六〇代は幼い頃からやってみたかったことなどに本気で取り組んでみることも、想像の世界に生きられるので、かなり若がえりができるはずです。

ドイツの「アルツハイマーホーム」では、アルツハイマー患者さんの物忘れを少しでも食い止めたいと、いろいろな方法を試したそうです。

徘徊が始まった七二歳の女性患者さんが、誰とも口をきかない毎日を暮らしていました。彼女に幼い頃に映した写真を見せて、「あなたはどこにいますか？」とたずねると、徘徊していた彼女が写真の中の自分を指さしたのです。

次に、童謡などの彼女にとって思い出のある歌を聴かせると、今度は歌い始めました。病院関係者が、この現象に大きなヒントをもらったのは言うまでもありません。

後に病院のデイケア室に、昔の思い出を語り合う時間を設けました。その結果、老人ホームで暮らす人達に笑顔が戻ったそうです。若がえりのヒントは、幼い頃に置き去りにした思い出の中に隠されているのかもしれません。

★熱中する対象がある人は、目の輝きと歩き方に力がある

子供の頃にやりたかった音楽、スポーツ、絵を画く、釣りをする、ドライブを楽しむ等、夢の続きを行うことで若がえることができます。好きなことに熱中していると、「あっ、もうこんな時間になっていたのか」という過ごし方ができます。

一時間を一時間だと思う程度では、脳への良い刺激になっていません。趣味、仕事、研究に夢中になると、一時間は一分でしかないかもしれません。疲れるから時の過ぎたのがわかるのですが、平気で二〜三時間が経過してしまっています。

子供の頃を思い出すと、夢中で遊んでいるといつの間にか夕暮れになっていることがよくありました。辺りが暗くなってからやっと、家路を急いだ記憶があります。それと同じくらい何かに夢中になっている六〇代にしたいものです。

普段使っていない脳の部分を刺激しながら、「あ〜でもない、こ〜でもない。いやもっと違うことがあるはずだ！」と一人で想像をくり広げている。この想像の世界には、現実の生活時間とは別の、特別な時間が流れています。その時間が心と体を癒し、同時に体内から若がえりの分泌ホルモンを作り出します。

熱中する対象がある人は、目の輝きと歩き方に力があります。歳を取ると歩き方がゆっくりしてきて、目がどんより曇り、力がなくなってくるものですが、そのタイプの人には、さっさと歩く若者のような姿があります。

日々、ちょっと注意するだけで、姿勢までも良くなります。

久し振りに会った友達に、「最近、若くなったね」と言われたいものです。

★人生一〇〇歳時代の六〇代はやっと半分

六〇代は嬉しいことや面白いことが少なくなります。それが顔の表情ばかりか姿まで老けさせる原因の一つなのです。人生を今以上に楽しむには、難しく考えないで幼い頃にやり残した夢の続きをやってみたいものですね。

現代は人生一〇〇歳の時代です。人生一〇〇歳とするなら、五〇代、六〇代でやっと精神的に大人になれるのです。人生の半分でしかない六〇代は、人生これからだという所です。だからこそ、若がえりが必要になります。

ですから六〇代からは、特に心に夢が必要なのです。

肉体的に六〇代は、信号が赤になりかけている複雑きわまりない時です。それというのも、定年を迎える年齢であり、仕事がなくなることで緊張感が減ってくるからです。

会社へ出勤していた時とは環境が異なり、まるでお地蔵さんのように部屋の片隅で固まって、新聞を広げてぼんやりしている状態が続き、その結果、アルツハイマー症状を出してしまう人がいます。

一方で子供達を育て上げ、それぞれ独立したこともあり、孤独感から少しずつ老人性うつ病に進行してしまう人もいるのです。六〇代は、それまで潜んでいた怖い病気が現れやすい時ですから、病院嫌いな人でも健康診断を受けましょう。心と体に自信を徐々につけていくのが六〇代の目標の一つです。

★すぐにできる若がえりのための運動

六〇代は、精神的に大人になり、知性豊かな時に入ります。だからこそ、いかにして体を若がえらせていくかが問題になってきます。とは言っても、急な激しい運動は、体に障害を出す恐れがあります。まずは、血圧が高いか、低いか、正常かをチェックしてから運動のやり方と程度を決めていきましょう。

①速歩、二〇〜三〇分から始める

体に問題がなければ、額に汗がにじむくらいの速歩を、二〇〜三〇分間から始めましょう。

それが三カ月無事に終わったら、四〇分間の速歩にします。

②速歩の間になわとびを一〜二分間加える

速歩を半年ほどつづけた後に、速歩の間になわとびを一〜二分間加えてみます。

「何だ、たった一〜二分か」と思うでしょうが、なわとびの一分間は、けっこう長いのです。なわとびを一〜二分間することで、有酸素運動（血液に酸素を取り込んで、脳に酸素を早く送る運動）と内臓の上下運動により、排便が円滑に行われ、食事が安心してとれます。

そして弱っている足、腰の筋肉に張りが戻ってきます。

③スキップで跳ねる運動を加える

六〇代になると、跳びはねる運動は、ほとんどしなくなるもの。そこでできれば、なわとびなどの運動が必要になるのです。なわとびでなくてもスキップも効果があります。子供の頃以来しなくなっているスキップをぜひしてみましょう。

大切なのは、足を後ろに上げる運動です。体の筋肉は四〇〇種類もあります。ふだん使っていない筋肉を使ってあげるのが、若がえりと大きく関係しているのです。

④目を閉じて左右の片足で立つ

老いると、両足で立っていても転びがちになるもの。だから、片足で目をつぶって立つ練習を毎日するといいですね。とっさにつまずいて転びかけても、脳の反応、反射が早くなり、バランスを取れるので大けがを避けられます。

片足で目を閉じて、一〇秒立つことができるようにしましょう。

もちろん、最初はつかまり棒につかまって、徐々に手を離せる状態にもっていきます。電車を待つ間などの退屈な時、ホームの後ろの壁に片手を添えて、片足で立って目を閉じ、手を離す。三秒でぐらついてはどうしようもないですね。

目を閉じて右足だけで立ち、次は左足でやってみます。何秒立っていられるでしょうか。右と左とでは秒数が異なります。長く立っていられるほうの足の秒数に片足を近づけましょう。最初は二〜三秒で足がぐらついてきます。

毎日やっていけば、少しずつ伸びていきます。片足で目を閉じることは、脳を鍛えるのに良いのです。

毎日継続することにより、二〜三週間で気分が良くなります。毎日する運動ですから無理に時間をのばさず、楽しみながら少し汗がにじむ程度を目標につづけましょう。

★血液をサラサラにする食事

五〇代、六〇代は食事に興味を持ちましょう。まず、血液をきれいにすることを念頭に置くことです。血液をサラサラにすることで、六〇代にかかりやすい病気を食い止められます。六〇代になると、次の病気にかかりやすくなります。

①高血圧＝高血圧とは、上（収縮期）が一三〇～一三九 mmHg 以上、下（拡張期）が八五～八九 mmHg 以上の場合を言います。

高血圧を放置すると、心臓に負担がかかり機能が低下していき、心不全を起こしたりします。

また、血管に圧力がかかり過ぎ血管の壁が厚くなり、動脈硬化を起こして脳梗塞の原因になります。さらに、腎臓病にかかりやすくなります。

治療はまず、食餌療法です。塩分を控え、栄養バランスのとれた食事をとり、アルコールも控えます。肥満の人は体重を落とす必要があります。

運動で血圧は下がるので、体操、速歩き、水泳等を定期的に行うようにします。

②**高脂血症**＝高脂血症とは、血液中にコレステロールや中性脂肪が増加した状態です。

対策としては食生活に注意することです。天ぷら、フライなど脂肪の多いものはやめて、アルコールは控えます。コレステロールの多いものも控えて野菜、海草を意識的に食べるようにします。

適度な運動、ストレス解消、標準体重維持も必要です。

③**糖尿病**＝糖尿病とは、血糖値が高くなる病気です。

対策としてはやはり、食事療法です。適正な体重を保ちながら、適正な一日の食事量（エネルギー量）をとります。

必要な栄養素（糖質、タンパク質、脂肪、ビタミン、ミネラル）のバランスを保つことが大切です。

また、運動療法も欠かせません。歩行など軽くて持続的な運動を中心に、体力にあったメニューを決めることです。

これらの病気を食い止める対策には、食品類として、ネギ科、濃い色の野菜、海草類等が挙げられます。脂肪の少ない肉、ヒレ肉、鳥のササミ、魚としてはメザシ、イワシなどの他、大豆製品を中心にとりましょう。

薄味で油類を避けた調理がポイントです。

食材そのものが持っている油を見落としがちなので注意しましょう。たとえば、アボカド、ピーナッツ、ゴマなどの食材は強い油を持っています。

野菜やフルーツが体に良いとされていても、糖尿病の人には避けたい食材もあることを覚えておきましょう。

糖尿病のための食材を計算した本を参考にして下さい。

程度にもよりますが、糖尿病と診断されたら、一日に取るカロリーを一四〇〇～一五〇〇カロリーにすることです。

★食生活改善こそ、健康と若がえりのキメ手

六〇代からは、妻まかせであった食事に夫も参加・研究して、妻と夫との両者で知識を競う楽しみになれば理想的です。家族全員の健康管理をするのが父親だとしたら、家中の健康への意識がより高まります。

だいたいの生活習慣病は、口から入る食事の見直しから良い方向へと改善できます。


一度病気になったとしましょう。あなたは何に一番頼りますか？

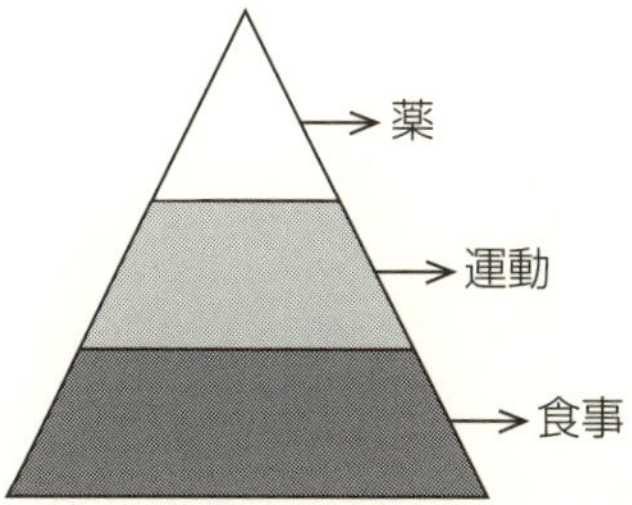

◎ピラミッドの底辺である食事の改善が一番大切です。
◎次に運動がきます。
◎ピラミッドの頂点の面積の少ない所が薬です。

やっぱり薬と注射ですよね。ところが、生活習慣病である糖尿病などの気をつけるべき順位づけは上図のピラミッドのようになっています。

つまり、それだけ食生活改善は、大切な役目を担っているということです。血液がきれいになると、他の機能も元気を取り戻すのです。

食生活を改善した次は、運動能力を高めていくことに興味を持って欲しいのです。

外見をどんなに美しく見せても、痛い所があるといい顔はしていられないものです。何と言っても、健康な体ほどありがたいものはありません。

生活習慣病を治すには、食事改善と運動と正しい睡眠の三つに注意して、医師の指導を守ることで、治せる範囲が広がります。

★アゴを下げ、両肩先を一八〇度広げるだけで若く見える

見た目で若がえってくることは、励みになるものです。そんな若がえり法を、楽しみながらやってみましょう。

●まず、胸を張り、両肩の先をまっすぐ伸ばし一八〇度に保つ姿勢を作ります。
次に、アゴ先を下に向けて少し引き、そのままの姿勢にします。そのまま歩いて鏡で映してみて下さい。

たったそれだけで、あなたはもう若々しく変身しているはずです。

アゴを少し下げ、両肩先を一八〇度広げることにより首が伸びます。すると、お腹の筋肉が引っぱられて、出っ張ったお腹に自然に力が加わります。

●毎日歩く時やテレビを見ている時に、両肩先を一八〇度に広げるイメージで姿勢を作りましょう。アゴを少し下に引くことで、首の筋肉、骨と骨とをつなぐ軟骨が正しい位置におさまり、両サイドを通る神経の圧迫が減ります。これで肩から腕にかけて痛みを時々生じていたのが消えていきます。

でも、長い年月で背骨を曲げてしまった人は、整形外科で治療をする必要が出てきます。

腹をへこませて歩き続けるのは、一分間がやっとですが、両肩を一八〇度に広げアゴを引くだけで、ヘソの所に通る二本の筋肉に力が加わり、五〜一〇分は平気で歩けてしまうのです。

歳を重ねた六〇代は、体が悪い曲り方をしてしまったために、首、脊椎が痛みを連れてくることがしばしばあります。肩から腕にかけて痛みが生じる時に、シップ薬を貼りますが、いつまで経っても痛みがとれないこともあります。そんな時は、首の骨、脊椎のゆがみが原因だったりします。痛みが二日以上続く時は、迷うことなく整形外科を受診しましょう。

どこか一つでも痛みが生じている時は、心の中に不安を抱いてしまうもの。それが六〇代をさらに老けさせる原因になっているのです。

★できるだけ言葉を多くしゃべる努力をしよう

次は、言葉を多くしゃべる努力をしましょう。家族が少ない人でも、犬や猫を飼うことのできる人は、世話をしながらしゃべりましょう。シェパード、秋田犬などは六〇〜八〇種類の言葉まで理解するそうです。

犬は人間のように憎らしいことをしゃべりません。

私も犬を飼っているのですが、先日、フランスパンを買って一人でムシャムシャ食べていたところ、横に来て「少しくれてみろ」と言うのです。そこでフランスパンの外側の部分をちぎってやると、一度口に入れてすぐに吐き出してしまいました。それならもうやらないよと、また一人で食べていたら、膝元に手を伸ばして「少しくれてみろ」と再び言う。やると、また吐き出します。

今度はフランスパンの軟らかい部分をやったら、美味しい、美味しいといって食べてしまった。私は仕方なく硬い所を食べて我慢しました。

犬を学校に入れました。約四〇～六〇の言葉で理解します。

犬は、育った環境で言葉をたくさん覚えます。時として、犬はしゃべる相手として良きパートナーになり得ます。

住宅事情もあって飼えない場合は、人が集まるサークルに入ったりして、しゃべるようにすることです。習い事を始めた先々で、あえてしゃべる努力をすることが大切です。

そういった心がけが脳に良い刺激となり、睡眠も深くなるでしょう。

★何でも一〇年は続けてみよう

六〇代は、いろいろな人生体験をしてきています。だから、物事を知り尽くして面白いことが少なくなってしまうのです。あえて面白いことを探すことが難しくなります。

頭で考えると自分に合ったものが見つけにくいのですが、幼い頃を思い出せば、そこから子供の頃の面白い夢を続けられるのではないでしょうか。六〇代の若がえりの秘訣は、夢の続きをすることだと思うのです。

今から始めたら、七〇代までに完成するかもしれません。

ある大学の教授に教わった言葉で、気に入っている心の宝物があります。

「人から見て変だと思われてもいい。自分がこれをしよう！ と決めたことを、コツコツ一〇年間やってみなさい。四年間大学へ行った以上の専門知識が身につく」

とおっしゃった言葉が今でも胸に残っています。

私はただ迷いもなく、ひたすら同じスポーツを趣味でやってきました。上達しない時期が続き、本当に自分の能力のなさに愛想がつきた日もありました。

でも、その都度、教授の言葉が出てきます。

「どんなことでも、決めた以上は一〇年はやらないといけない」

という言葉が私を励ますのでした。

「そうだなぁ～、一〇年経ってからやめてもいいか……」

と割り切れました。

教授に言われたように、今ではやめなくて良かったと思える所まできました。

人から見ればたいしたことはありませんが、運動が下手であった自分からしてみれば、よくできたほうだと思っています。

能力がないと思っていた運動に自信がついたのも、一〇年間はがんばろうと決めたからです。教授の言葉に支えられたからです。

★六〇代から始めても、決して遅くはない

そんな体験を通して、私なりに学んだことがあります。

「今日はまだ、未完成かもしれない。でも、完成日が明日かもしれない。たった一日だけ頑張れば、その完成日と出会えるかもしれない」

途中で諦めて完成日に到達しなかった人達は、いっぱいいたかもしれません。

「何事もあきらめたら終わりだ」と人は言います。その意味の深さが、今頃少しわかったような気がします。六〇代から何かを始めても、決して遅くはありませ

ん。

一〇〇歳までには、まだまだたくさん時間が残されています。体の力を抜いて、ゆっくり一から始めることも面白い。新しいことを始める時は、心地良い緊張があります。

若がえる秘訣は新しいことを始める時に、まだ見ぬ未来に期待を寄せるその気持ちに潜んでいます。そこに想像の世界が存在するからです。

その想像力こそが若がえりの薬かもしれません。

60代のワンポイントアドバイス！

●退職、再就職、転職などを含め、環境変化がある年代です。退職して、次の職を探し歩くのですが、自分に合った仕事が見つけられない。妥協して職につくことが多くなります。自分より若い人にアゴでこき使われて、精神面でプライドを傷つけられる一面も出てきます。

寝床に入ってからも悩む状況が増えるようになります。嫌な仕事に向かっているストレスと、対人関係のストレスと、馴れない仕事の緊張などが重なり合います。

このような環境変化でうつ病を出してしまう人が少なくありません。

●退職後しばらく経った男性がよく、妻から離婚話を切り出され、悩んでクリニックを訪れます。ほとんどが不眠症を訴えています。六〇代になって離婚し、一人暮らしを始めるのも大変で、そんなこんなで生活に夢が持てなくなっています。

この年代は、うつ気分がだんだん本格的なうつ病に変わってしまう年齢です。

昨年度の自殺者数が年間二万人を越え、その中に五〇代、六〇代の方々が多く含まれています。ですから特にこの年代こそ、心の若がえりをはかり、健康に過ごすケアをしなくてはなりません。

●うつ病と共に若年層のアルツハイマー症状を出している人も増えています。「物忘れが増えた、いつもの自分とは異なる考えが頭に浮かび、行動が変になった。覇気がなくなった」と本人や周りの人達が感づいたら、早く専門医を受診しましょう。

若年層のアルツハイマーは、リハビリにより進行を遅らせる治療をしなければなりません。それを怠ると、どんどん進行してしまいます。

●体に張りを出すには心の健康が重要です。あれこれしようと思うことより、まず先に、「朝日を浴びて散歩したり、木陰に座って自然を楽しむ」という安らぎの生活をすることです。

また、夕方には夕陽を見ながら、今日も無事終わったと思う、ほっとする安らぎを感じることが、明日への希望につながり、頑張る力が出るのです。

●特別にあれこれとしなくても、時を楽しめるようにしましょう。

五章

七〇～八〇代

「青春」を今から楽しもう

★現在の日本の繁栄を支えた方々

七〇代、八〇代の方は、第一線での仕事を終えられた方がほとんどだと思います。心からお疲れさまと申し上げます。

ほっとして自由を楽しんでおられる方、好きな趣味を生かしておられる方、ボランティアをしている方、現役を離れ、さびしく感じておられる方など様々でしょう。

私が考える七〇代後半、八〇代そしてその上の方々は、子供の時に戦争を体験したり、身近に感じたりした方が多いと思います。言葉で語り尽せない苦労をしてきておられたのではないかと思います。親と離れて疎開生活をなさった方もおられるでしょう。その時に「すいとん」「いもがゆ」を食べたでしょうか。あまり良い思い出はなくても、今となってはなつかしい味ではないでしょうか。

さらに現在、八〇～九〇歳、そしてその上の方達の中には、外地での戦争体験をお持ちの方もおられるでしょう。大変なご苦労があったと聞いております。現在、日本が平和であることは、このような方々のご苦労の上に成り立っていると思うのです。

そして、大人になってからは日本の繁栄を支えた方々であります。

だからこそ、健康で長生きをしていただかなくてはなりません。

★「今から起きますヨ!」と脳に警告してから起きる

現在の七〇代、八〇代の方はほんとうにお元気ですが、少しずつ体をいたわる習慣をつけることをおすすめします。

朝、起き上がる時は床にそのまま静かにして、一～二分間過ぎてからゆっくり両足を上げます。次は横に両足を倒して、ウエストをねじる形で運動します。

これで腸の働きが活発になり、朝の排便がうまくできるようになるでしょう。腸の働きを助けてあげる運動を毎日一～二分やって、「今から起きますよ」と体に警告してから起きる習慣づけをして欲しいと思います。高齢者が急に起き上がったりすると、血圧や血糖が上昇して血管が破れてしまうことにつながるからです。

入浴時に、寒い脱衣所から急に暖かい風呂場に入って倒れるケースも同じ原因です。

血管が弱くなっているために、温度差が激しいと、脳梗塞などで突然倒れることもあります。風呂場、脱衣場には特に注意しましょう。

★食前・食後は口の中のバイ菌を取って清潔に

食事前に、歯ぐきのマッサージを兼ねて、歯みがきをていねいに五分間しましょう。舌も軽く二～三度こすってからうがいをします。高齢者には免疫力が弱まっている人も多く、食事前に口の中のバイ菌を取り除いてから食事をして欲しいものです。

また食後は、ていねいにうがいをしたり、三〇秒くらい歯みがきをして、食べかすを取っておきましょう。口の中に歯槽膿漏のバイ菌があると歯が抜け落ちるだけではありません。心臓の不整脈を出す原因の一つになります。

体を日々弱くしてしまう原因が、日常生活に隠れていることが多いのです。昨日より今日の方が元気でいるには、そのための一歩を作る習慣づけが大切でしょう。

それが若がえる秘訣ではないでしょうか？

歯が抜けて入れ歯になっている方達も、軟らかいブラシで五分間を目標に、歯ぐきのマッサージをしてください。マッサージをすることで、歯ぐきがやせるのを遅らせることができます。口の中のバイ菌を殺してから食事をしましょう。

少しでも余計なバイ菌を体の中に入れないように考えてみて下さい。

★懐かしい味をかみしめて昔の記憶を甦らせリラックス

自分にとっての昔懐かしいものを食べて、その味をかみしめていると昔の記憶が甦ります。食卓に会話が弾みます。七〇代、八〇代は、できるだけ話をする、笑う、よく噛むことによって、脳の刺激になっていきます。これがまた、深い睡眠をとれることにもつながります。ぐっすり眠るには速歩きの散歩と会話が大切です。

先日、出張で地方に行きました。仕事が終わりほっとしたせいか、お腹が空いてきたので高速道路の休憩所に入ると、売店でお焼きを売っていました。二つ買って食べているうちに昔の味を思い出したのです。都会に住む我々は、お焼きなど買えません。

珍しい味をほおばっていたら、小学生の時に食べた給食を思い出しました。友達と一緒ににぎやかに食べていると、よく先生に「静かにしろ！」と叱られたものでした。でもそれは一瞬だけですぐまた騒がしくなります。叱られる子はいつも決まっていました。宿題を忘れて教室に立たされている子もいました。

懐かしい味を口にすると、昔の記憶が宝石箱の蓋を開けたように飛び出してきます。こんな過ぎ去った懐かしい時間に身を置くことでリラックスできるのです。

★パン・そば・うどん作りで全身運動と脳活性化

私は時間を見つけては、いろいろな教室に出かけています。クリニックのデイケアでやろうと思ってパン作りも習いに行きました。近所にパン教室があるので、「夜六時半から九時まで」のコースに入会しました。たかがパン作りと甘くみていた私が間違っていました。大テーブルでパン生地をこねる、叩く、そしてねじる。さらに腰を入れて、またこねる。二～三分過ぎると額に汗がにじむようでした。

約一五～二〇分間は沈黙の時間です。そして一次発酵、二次発酵と続き、最後に焼く時間となるのです。約半日ぐらいの作業でした。

教わったお陰で、デイケアでまずまずのできで、美味しいパンが作れたのです。たかがパン作りと思わないことです。全身運動が続く作業です。指をたえず動かして粉をこねる作業には、脳の活性化とパンが上手に焼けるかどうかを待つ楽しみとがあります。うどん、そば作りも、こねるという工程が一緒です。

また、発酵を待つということも一緒です。ゆでるか、焼くかの違いはありますが全身運動です。うどん、そばを切る時は、充分に集中しないと同じサイズにできません。

日常生活の中で、全身運動と脳を活性化できる楽しみ方があります。

最近では、男性の方が台所に立ち、こだわりの一品を作るようになっています。男女を問わず、料理作りを楽しむことが良いのではないでしょうか？　できあがったうどん、そばを食べる時に、七〇代、八〇代の人は、必ず横にほうれん草などのおひたしを置きます。そのおひたしに、しらす、ジャコをのせてカルシウムを同時にとりましょう。

まず、野菜の選び方です。長ネギ、玉ネギ、セリ、菜の花などは、朝切って半分とっておき、また夕方に使います。強い生命力を持つ野菜を選んで、サイドメニューのおひたしやあえものにして使うことで元気になります。男性であっても食材選びは市場で楽しめます。

同じうどん、そばを食べるにしても、考えて食べましょう。

普通は天ぷらそばや天ぷらうどんにしたいのですが、血管をつまらせないためには、生命力の強い野菜を豆腐とみそ、酢、みりんであえものにする。おひたしにする時は、土しょうがを多めに使うなどの工夫をしましょう。

★免疫力を高める食事が大事

免疫力が弱くなりがちな高齢者の方を助けてくれる食材には、土しょうがやネギ類などよいものがたくさんあります。毎日の食材に興味を持ち、病気にかかりにくい体作りをすることが、若がえりの第一歩ではないでしょうか。

食材の免疫力は実に大切です。たとえば、糖尿病の人がいるとしましょう。大好物のピーナッツを少し多目に食べたとします。次の日は調子が悪くなります。

大好物のアボカドサラダを食べました。たちまち具合いが悪くなります。

ピーナッツやアボカド、ゴマ等は野菜類でなく油として計算される食材です。だから多く食べると血圧が急に上がり、具合が悪くなってしまうのです。

糖尿病の人の食事でわかるように、口から入る食材はすぐ体に変化を起こします。生命力の強いネギ科の食材を日々食べると、日々元気になる。それは体に良い変化が起こっているからです。

糖尿病にかかっている人などは、生命力の強い野菜をみつけて、ネギ類、海草類などで、カロリーを低く保つ味つけにする食べ方が良いのです。塩、コショウ、レモン汁などで食べるひと工夫が必要です。

若がえりの秘訣は、食卓にあります。できるだけ赤、黄、緑、白色の野菜選びをします。赤ニンジン、赤ピーマン、黄ピーマン、サラダ菜、大根などを混ぜるようにして、食卓を色どりで飾りながら食事を楽しみましょう。緑色、赤黄色のピーマンは、カルシウムが多く含まれるので、骨粗鬆症の予防になります。

また、きのこ類は免疫力を高める食材です。

食事で大切なのは、素材を理解して食べることであり、それができればバランスのいい食事の工夫ができるし、若がえりにつながると思います。

昨日より今日の方が元気だと自然に会話が進み、そして、出かけてみたい気分になります。散歩も楽しくなって四季も楽しめます。

★病気を疑ってみる

朝起きてから、必ずすることを、ひとつ見つけましょう。たとえば、カレンダーに毎日何をする日かメモしたり、昨日の血圧を書いてあるかを確認するとか何でもいいのですが、決まったことを朝にしましょう。決まったことができない朝は、アルツハイマーが始まったかどうかの目安になってきます。

決められたことが、ふとできない状態が続くようであれば、うつ病、アルツハイマー型痴呆の疑いがあります。早く診断してもらうことによって、病気を進行させないで、治療を早く受けることにつながります。

朝起きて必ずすることの一つができるかできないかで、家族も体と心の変化に気がつく目安ができるのです。

七〇代、八〇代を上手に暮らすことができれば、九〇代に入っても大きな変化はみられません。七〇代まではどんどん老化に向かいますが、八〇代になると細胞の活動がゆるやかになり、そのために大きな変化が出なくなるのです。

七〇代そして八〇代の人達にとって大切なのは、次のようなことです。

●朝起きた時に、「今日はあれをしよう」という強い目標をもって生活できているか

●食事を楽しんでゆっくり食べられるか

●睡眠時に、いかに深い睡眠をとるか

七〇代と八〇代の注意点は、思いがけない転倒や風邪、急激な温度差などです。それらは命取りになったりもします。

また、骨を丈夫にするためのカルシウム、血液をきれいにする食材（ネギ科、青汁など）、血管を破裂しにくくする食材（赤トウガラシ、軟骨など）を食べて健康維持に努めましょう。

★両足の筋肉をつけよう

七〇代、八〇代の方々にとって大切なのは、転倒をしないようにするために足、腰に筋肉をつけることです。骨を支える筋肉がやせると、転倒の原因になります。

①朝、夕、決めて歩いてみましょう。

筋肉をつけるには、いつも歩いているより少しだけサッ、サッと速いテンポで、意識的に歩くことです。だらだらゆっくり歩く時にはつかない筋肉が、少し速いテンポにすることで発達してきます。

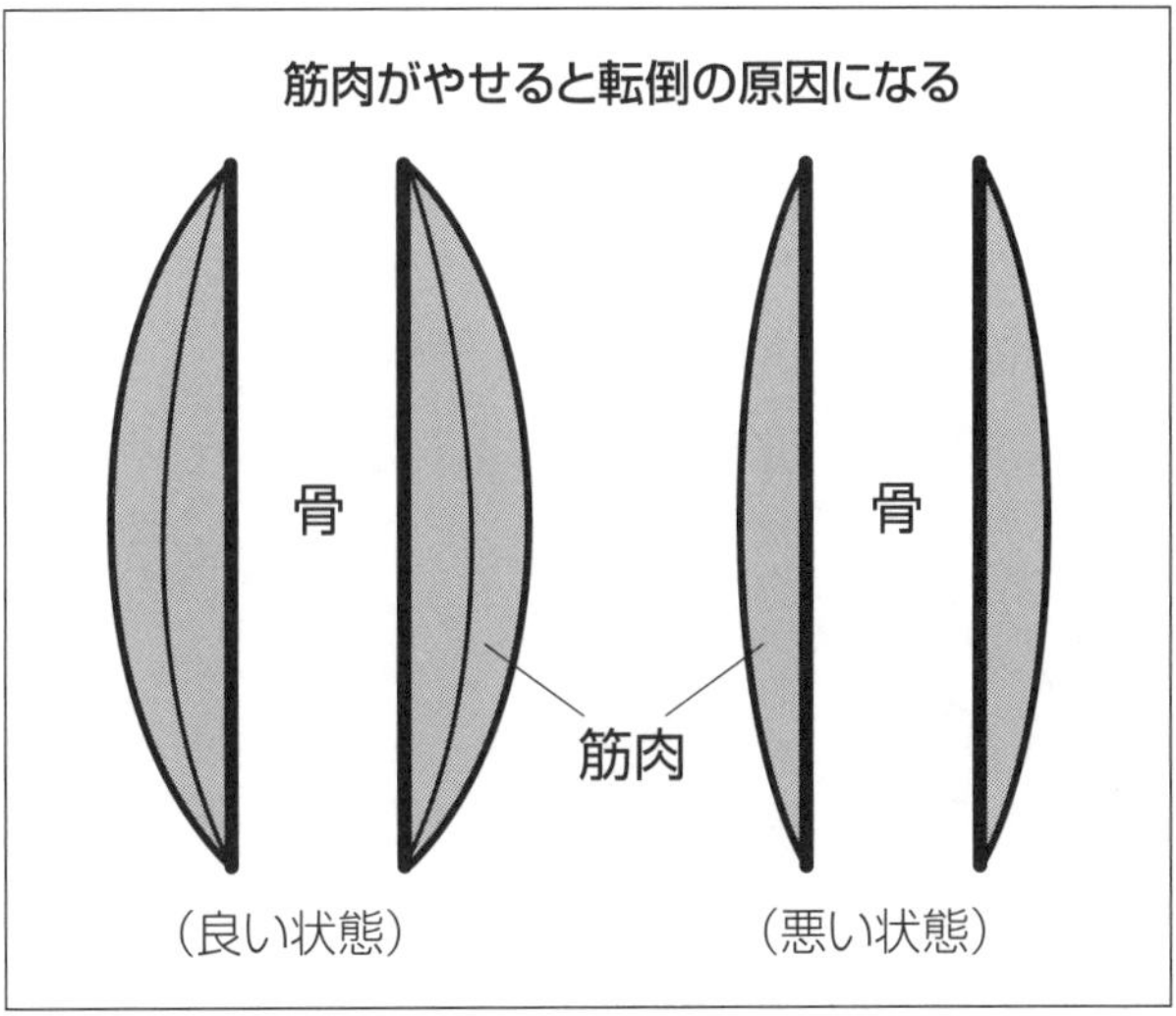

②一日の時間にして三〇～四〇分を目標にしてみて下さい。

少し太りぎみの方なら四〇分は必要です。約二五分過ぎてからカロリーが落ちる燃焼が始まります。

③手でつかめる所に立ち「かがむ、立つ、かがむ、立つ……」をゆっくり行います。

毎日少しずつ運動量を増す目標を持ちましょう。股関節をしっかりさせれば、敏速に歩けます。股関節がしっかりすることで、転倒しなくなります。

健康診断を半年に一度、少なくとも

一年に一度することで、自信が持てます。

筋肉がやせると、足が上がらなくなります。一センチの段差で転んでしまう。室内での転倒に注意しましょう。

また、眼科を受診し、白内障の検査も受けましょう。眼が不自由になると転倒しやすくなり、事故にも遭いやすくなります。

輝ける時代のワンポイントアドバイス！——七〇・八〇代

●七〇代、八〇代は毎朝起きた時に、カレンダーを見る習慣をつけましょう。
今日は何曜日であるか、どんな予定かを考える習慣づけをすることによって、脳が活動し、アルツハイマー予防につながります。

そのためには、一〇〇円ショップで売っているような大きなカレンダーを買っておくと便利です。大きなカレンダーには、日付の下に書き込める場所があります。

●夕方、一日が終わる時、カレンダーに食事メニューとか出会った人の名前などを書きこむ習慣づけをしましょう。これを朝と夕方に必ず行う習慣として身につけることによって、精神的にキリリと若がえっていきます。脳の働きを鈍らせないことです。

そうすれば、今日よりも明日に希望を持てるし、元気が出てきます。

●難しいことをするのではなく、朝、夕にカレンダーに書くことによって、指先を動かすことにつながります。字を書くことでその日の体調が一目でわかります。

●安定した字が書ける日と、きちんと書けない日とがあると思います。

心配事がある日や、熱が出そうな日は、字が踊ったように乱れます。脳の働きが安定していないために、指先がバランスを失うからです。字が踊っている時は、血圧が高くなっていたり、低くなっていたり、発熱しそうな時であったりします。
字をチェックすることで、体調の変化がすぐわかります。

●七〇代、八〇代の人達は、物を大切にする年代ですから、不用になった大きな紙をさがして、自分が使いやすいカレンダーを作ると良いかもしれません。

六章

九〇～一〇〇代

千年桜のように

★九〇〜一〇〇代は、衰えはぐんとゆるやかになる

九〇歳代、一〇〇歳代の方々を拝見しますと、「わぁ〜すごい!」と思います。神の領域に思えてなりません。つまり、生と死とは、神の領域としか思えないのです。若い時は死ぬことなど、ほとんど考えません。しかし、若くても亡くなることがあります。だから、命ある限り全力で生きなければいけないのです。

九〇歳代、一〇〇歳代の方々に伝えたい一言は、

「残された家族にとっての悲しみは計り知れない。今日からは家族のために、もっと元気で暮らし続ける目標を持って下さい」

ということです。九〇歳代、一〇〇歳代の方々が、元気で暮らしておられる生活ぶりは、我々にとって良いお手本になります。一〇〇歳代まで生きられるんだと思う夢を与えて下さるので、我々も見習って元気で後に続けます。

それを見ている若い世代の人達が、一〇〇歳まで活躍できることが当然になる日が来るに違いないと思うのです。

九〇歳代、一〇〇歳代になられる方達は、できれば七〇歳代、八〇歳代で目標になさってきた日常生活を続けるよう心がけると、ずっと元気で過ごせます。

それというのは、報告されているデータがあるからです。

①二〇代から記憶力が衰え始める。

②三〇代から四〇代にかけて、体の方が衰え始める。

③五〇代から六〇代にかけて、記憶力と反射運動と体力の衰えはさらに進む。

④七〇代はさらに衰えがピークに達する。

⑤八〇代、九〇代、一〇〇代になると、衰えはゆるやかになっていく。

八〇代の方も一〇〇代の方もさほど差のない顔と体つきになっているわけです。

だから、九〇代、一〇〇代になられた方は、七〇代、八〇代に暮らしていた日常とほぼ同じ生活、目標を目指すことで元気に過ごせると思います。

★食事は、一口を三〇回噛んで下さい

食生活については、消化の良いものを食べ、栄養バランスを考えましょう。たとえば、野菜を食べるにしても、いろいろな種類を入れてスープにするといいでしょう。魚にしても、乾燥したジャコより軟らかいしらすを食べるようにする。

ごはん、みそ汁、メザシ、おひたし、ノリなどで朝食を食べる時に、一口を三〇回噛む習慣をつけると良いでしょう。口の中でジュースのようにして飲みこめば、消化に良いだけではなく、噛むという運動が直接脳の刺激になります。

九〇代、一〇〇代の方々でも歯に自信があれば、硬いするめをほおばって楽しんでみましょう。ただし、量をたくさん食べないで下さい。

同じカルシウムのとり方でも、ジャコのような小魚でなくても良いのです。野菜の乾燥食品、かんぴょうがあります。そうです、おすし屋さんで食べるかんぴ

ょう巻のかんぴょうには、多くのカルシウムが含まれています。

高齢の方達は骨粗鬆症になりやすいので、カルシウムをとっていただきたいのですが、牛乳を飲むと下痢をしてしまう方は、かんぴょうのような野菜からとるといいでしょう。また、レバーを食べて血を増やしてもらいたいのですレバーを食べられない方はレンコンを食べましょう。ニンジンやレンコンは、血液を作ることを助けてくれます。元気で暮らしていくためには、血液を作る助けになる食材を選ぶことから始めましょう。

注意として、飲みこむ力が弱くなっています。食物が気管に入りやすく、喉頭の筋力が低下しているのです。座ってゆっくり食べましょう。

★規則正しい食事時間を守りましょう

高齢者は特に、規則正しい時間に食事をしましょう。身体は、規則正しい時間

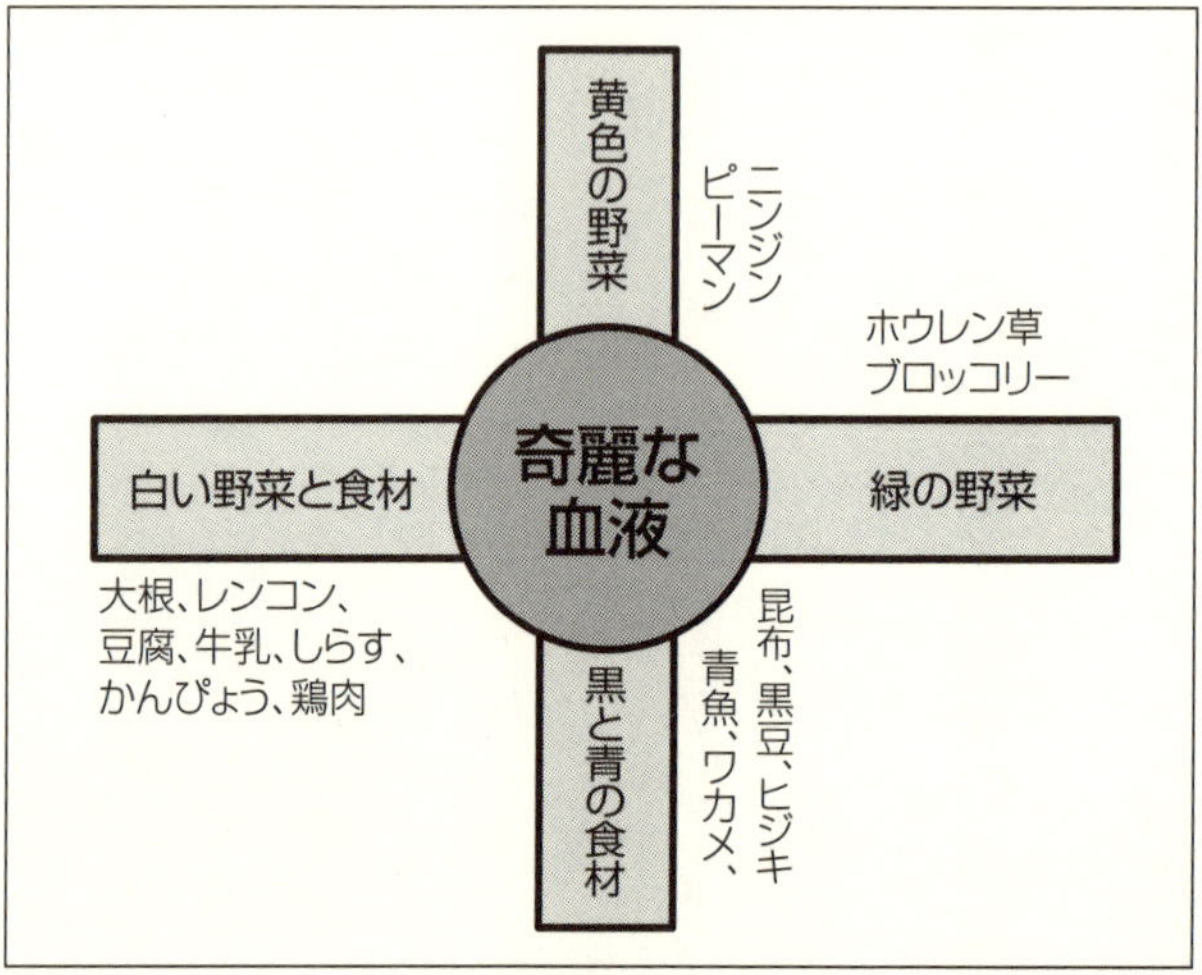

で食べものが入ると、栄養を蓄えようとしません。面倒くさがって、食べたり食べなかったりすると、身体は「この人はいつ食事をくれるのかわからない。それなら栄養を蓄えなくてはならない」と余分な栄養を蓄え、それが内臓脂肪を作る原因になります。

内臓脂肪が蓄積されると、多くの病気を作ってしまいます。規則正しい食事をすることによって、体内時計が正しく働いてくれるのです。

内臓は食べものが入ると「美味しい」と脳へ指令が出ます。脳は、胃・肝臓・

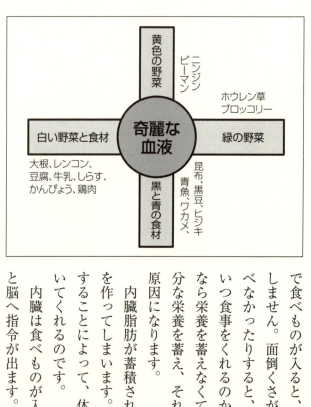

腸・腎臓に「おい起きろ！　食べものが来たぞ！　働け！」と命令を出すのです。そして、二～三時間をかけて栄養を吸収する消化活動が終了します。

その後、内臓は休息期に入ります。しかし不規則な食事をしたり、常に間食をする状況にすると、休みなく内臓は働き続けなければなりません。

そこで、朝、昼、夜を知らせる体内時計が狂ってきます。すると、精神面においても体内時計が狂うことで、うっすら、ぼんやりなどの感情を出してしまいます。イライラして、不眠傾向となり、老人性うつ病に発展することもよくあります。

規則正しい時間の食事は心身両面をサポートします。

★転倒で骨折する事故が一番怖い

転倒により頭蓋骨骨折、首の骨折などで亡くなる方も多いので要注意です。

風呂場で足をすべらせる事故も多いので、すべりにくい木材でできている足場の板を置くと、石けん水でもすべりにくくなります。

タイルやプラスチックマットは、石けん水ですべりやすいものもあります。

また、ぞうりやスリッパなどはつまずきやすいので、屋内でも自分に合った靴をはきましょう。大切なのは、足を弱らせない運動で筋肉をつけることです。

実際に七〇代、八〇代になったつもりで、速歩きやラジオ体操をしましょう。人によってはタオルで乾布マッサージをしていますが、これは風邪にかかりにくくする運動のひとつです。

★丸い石踏み、竹踏みで足の裏のツボ刺激

健康維持のポイントは足の裏の刺激です。

つかまり棒につかまり、丸い石ころをおけに入れて踏みましょう。

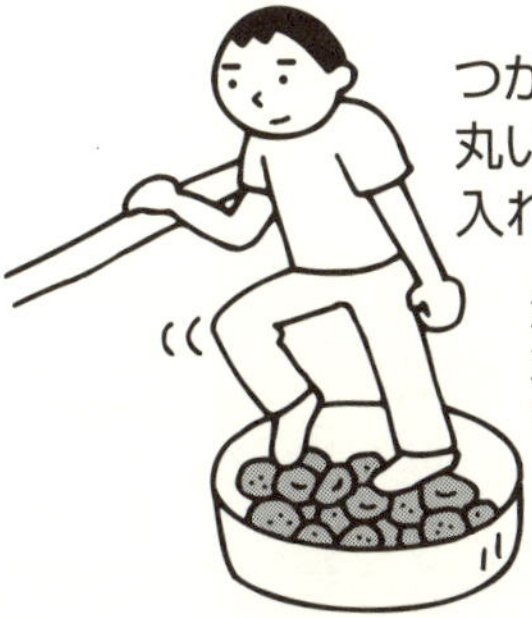

つかまり棒につかまり、
丸い石コロをおけに
入れて踏みましょう

河原に行った時など、
丸い石コロをひろい集めて
おくと良いでしょう!

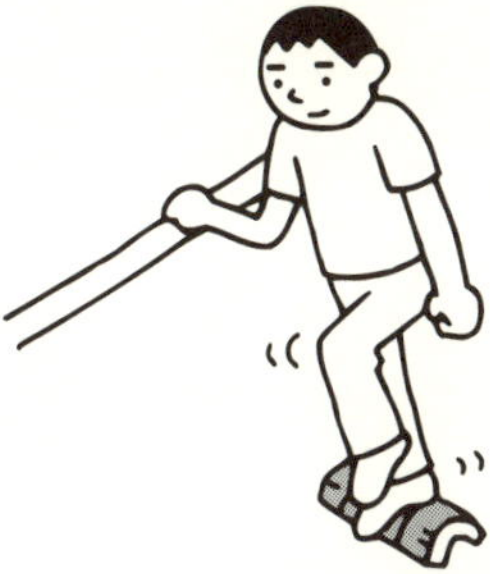

竹踏みをするのも
良いでしょう

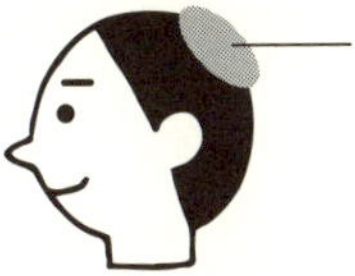

頭の一番上の所をマッサージすることで、
快適な睡眠をとれるように試してみたら、
どうでしょう

河原に行った時など、丸い石ころを拾い集めておくと使えます。

また、竹踏みをするのも良いでしょう。足の裏には、内臓を刺激して元気にするツボがたくさんあります。

そのツボを刺激すると、腸の働きが活発になって便通が整います。そして、足の筋肉を強くすることにもつながります。

足の裏を踏み石や踏み竹を使って刺激することにより、深い睡眠が取れるようになります。

また、テレビを見ながら、足の裏を押さえるマッサージをしましょう。

足の指を外側に広げるマッサージでも、深い睡眠が取れるようになります。

深い睡眠が取れることで、七〇代、八〇代の体に若がえります。というのも、三〇代から七〇代に向かって、どんどん歳をとっていきますが、八〇代をすぎると横バイになっていくからです。

九〇代からは、七〇代の気分を保つことが健康維持の秘訣です。

★人は誰かのために生きている

一〇〇歳をすぎた男性がおられました。口ヒゲを伸ばして、頭髪も真白でした。まるで長く伸びた口ヒゲが仙人を思わせる風ぼうでした。

彼は、秋になると銀杏を拾いに行くのです。そして、きれいに処理して干した銀杏を袋に入れて惜しげもなく人にあげるのでした。

このところ見かけないと思っていたら、風邪を引いて亡くなられたと近所の人に知らされたのです。私は一〇〇歳を過ぎた方と知り合えて話をすることができて、感謝の念でいっぱいです。あのおじいさんが良い生きざまを見せて下さったと思っています。

「人は人のために生きている」と心から思います。

若い年齢の患者さんの中には、「何のために生きているのかわからない」と、だだをこねる人も少なくありません。
人は、何もできなくても誰かのために生きているのです。

九八歳のおじいさんは、若い時からずっと憎まれ口をきいては、家族を困らせる天才でした。家族は往診に行く私に愚痴をこぼそうと待ちかまえているのでした。しかし、おじいさんが亡くなって、家族が見えた時のことです。

生前あんなに憎らしい口をきいて困らせていたのに、
「亡くなって日々の張り合いがなくなりました。世話をしている時の方が怒りながら立ち向かっていける元気がありました」と、ぽつりともらしたのです。

その言葉に「人は誰かのために生きているのだ」と、改めて教えられました。

直接、役に立つことだけが、人のために役立っているとは限らないのです。回り回って人の役に立っていることもあるのです。命は人を元気にさせる力を持っています。

特に一〇〇歳の人達は、なぜか老木である千年桜を思わせます。老木であっても、春に美しい花を咲かせる。人々は憧れの姿を見に行く。樹であっても、人であっても、ある一定時期を越えると神の領域に入る気がします。

元気でしゃべり、笑い、トイレも入浴も人の手を借りずにできる状態で、高齢者になっていきたいものです。人の手を借りない高齢者になれば、今騒がれている高齢化も、こんなに社会問題として扱われないのではないでしょうか？

それには、個々の健康管理と若がえりが必要になると思っています。

90代以上の方のワンポイントアドバイス！

●高齢になると、腸の動きや働きが衰えます。また、運動量が少なくなりますから、排便の問題が出てきます。室内でつかまり棒をつかんで歩く運動をしましょう。

外出がどんどんできる人は、その必要はありません。

●ベッドに横になっている時も、腹をさするように努力すれば排便がうまくいきます。

●毎日、朝昼晩、五～六分間椅子に座って、テレビを見ている時など、へその周りを少し強めに押したり、さすったりします。それをくり返すことによって、腸の働きを助けてあげることができ、排便がスムーズになるでしょう。

●九〇代、一〇〇歳代に限りませんが、朝起きた時の日光浴を五～一〇分間は心がけたいものです。どんなに食事のバランスを考えて食べたにしろ、日光浴をしなくてはビタミンDが体に吸収されず、クル病などになったりします。一〇〇歳近くになると、どうしても体を動かしたくなくなる人も出てきますですから、日光浴を毎日数分間心がけましょう。

七章

若がえりのための体にやさしい方法

私の若がえり体験

趣味のスポーツに夢中になって消えた顔のシワ・シミ

四〇歳代中頃だったと思います。昨日までは顔にシミがなかったと思っていたのに、朝起きるとハッキリしたシミが目に入ったのです。男であってもショックでした。シミを見つけて自分も歳を確実にとっていると思いました。そのことがショックでした。女性ならシワやシミがもっと嫌だろうなあ〜と、女性の気持ちが少しわかった気がしました。

でもシワが、ある日、気にならないほどになった話をしましょう。

私はその頃好きなスポーツにすっかりはまり、そのための時間をとることに夢中になっていました。

そうはいってもこの趣味のスポーツが思うほど上達しないのです。あちこちのレッスン場へ行ってみました。上達は目に見えるものではなく、練習帰りに習ったことを復習し、次のレッスン日までにはなんとか上手になりたいと考える毎日でした。

上達できないこともあり、かなり夢中になっていた数年間が経過した頃、新しい教室に入りました。そこで、自己紹介をさせられたのです。

私の周りは二〇代、三〇代の生徒さんばかりで、四〇代は私一人でした。いつもは鏡など見ないのに、その日は教室のトイレで自分の顔をしげしげとのぞいていたのです。確かに目の横に二本入っていたシワが薄くなっていました。

その時に思ったことは、「自分の中から作り出される良い分泌ホルモンであるセロトニンや成長ホルモンは、顔のシワまで薄くしてしまうのか」ということです。そういえば、ここ数年、趣味のスポーツにはまっていて、シワだのシミを気にするひまなどなかったようです。

仕事で大変なことに出くわす日が多いのですが、趣味をするための時間をやりくりするには、仕事の問題を一気に乗りきるしかありません。趣味がなかったら、仕事場でグチることになっていたに違いない。問題の壁にぶつかって泣いていただろうと思います。そう思うとぞっとします。

このように何かに熱中していることは、体の内面が若い時の二〇代と同じくらい新陳代謝が盛んになっているのでしょう。だから、知らないうちにシワが薄くなったのでしょう。

太陽の下でスポーツをするので、シミはどんどんあちこちに出来てしまいます。最近は顔だけでなく腕までシミを作って頑張っています。

いろいろな化粧品のケアーも良いでしょうが、やっぱり自分の内面から作り出される分泌ホルモンの力はすごいということを知っておくと、若がえる励みになります。

二〇代、三〇代と同じ教室での刺激が若がえらせた

私の三〇代は今より二〇年も前のことですが、写真を見ると今のほうが確かに若いのです。なぜだろうと考えると、三〇代はとても悩んでいたのです。「本当にこのままで良いのか？」「何をどう変えたら自分らしく生きていけるのだろうか」と常に深い悩みを抱えていました。そういう自分を覚えていいます。古い免許証の写真が出てきましたが、とても三〇代とは思えない暗い表情をして、額にシワを寄せているのです。

あの頃も、趣味としてスポーツをしていましたが、四〇代の今ほど熱中していませんでした。三〇代は遊び程度でした。頑張っても上達するとは思えないあきらめが胸の片隅にありました。

四〇代半ばで、二〇代、三〇代の人達と同じ教室に入った時に、平手打ちをくらったような衝撃がありました。他の生徒さん達は、これが素人とは思えない上手さなのです。その中で歳だけが上の私がモタモタしていると、下手なの

がさらに目立ってしまいます。たぶん、自分の中で二〇代の人達には負けたくないという競争心が芽生えたのでしょう。

今まで行った教室は、趣味の延長のような所で、レッスンのコーチが怒ったりなどしない、ぬるま湯につかっているような教室でした。他の生徒もとび抜けて上手な人もいなかったし、全く競争心などありませんでした。

ところが、場所が変わって、新しい教室では叱られるわ、恥はかくわで、ここ数年味わったことのない刺激を味わったのです。あんまり上手な人達ばかりなので、へこんでしまって帰ることもしばしばでした。

仕事場以外でけっこう厳しく鍛えられると、きつい仕事が、逆に楽に思えたりするものです。そんな勉強をさせられるのも、趣味があればこそです。

同じ習い事をするにしても、レベルの高い所へ行くと、鍛えられます。特に精神的に強くなれます。

時々、お金を払ってまで、叱られるなんて、馬鹿だなあ〜、と思いながら帰宅するのです。その馬鹿さかげんがなんとも言えぬ、心地よいのです。

人それぞれ、趣味の楽しみ方はありますが、楽しいだけでは駄目です。叱られたりくやしい思いをして厳しさを知ることで、自分が学生時代にもどって、心地よい緊張感が、得られるのです。

若がえるのには、外面はさておいて、内面的に学生気分になれる、そういう一面がある場所に身を置くか、または、学生時代に行った記憶を鮮明にとりもどせる趣味をすることで、若がえりの目標が決まります。

それは、どういうことかというと、学生時代に習ったことを趣味にしていけば、当時と同じ気持に戻れて気分が高揚することも多いのです。そこでは会話も多くなります。会話を通して、友達ができたりします。日々に若い頃の夢がもどってくる生活作りができるのです。

★早く歳をとってしまう生活をやめよう!

睡眠時間が不規則＋過重労働＋外食生活＝老いが早い

体の細胞が修復されるためには、夜は一二時までに床へつく心がけが必要です。外食中心の生活になると、栄養が片寄ります。肥満体型になりやすいので、よく考えて食事メニューを決めましょう。

食事時間が不規則＋運動不足＝老いが早い

運動することにより脳に十分酸素が送られます。有酸素運動が決められた時間に行われることで新陳代謝が改善します。すがすがしい気持ちを毎日一回味わうことで、若々しくいられます。

食事時間が不規則であると、体は食べた後、栄養をできるだけ蓄えようとします。すなわち肥満体質になってしまうのです。

長時間労働で緊張続きである＋睡眠不足＝老いが早い

脳にかかったストレスを急にリラックスさせるのは難しいのです。そこで過食や深酒に走りやすくなります。そのため、睡眠不足になり、体が修復されないまま働くことになってしまいます。そこで老いが早くきてしまうというわけです。

過食が始まった体は、半年、一年で元の姿がわからないほど太ってしまうのが特長です。

深酒を始めた人は、半年、一年で肝臓に負担をかけてしまいます。肌をくすませ、目の下がくすむ原因になったりします。これも老いを早くしてしまいます。

頭皮の不潔＋精神的重圧の日々＝急速に老ける

精神的重圧が神経ハゲを作ります。円形脱毛や頭全体の髪が抜けることがあります。洗髪するたびに毛が抜けることが怖くて、洗髪をたびたびしなくなります。そのため不潔にしている毛穴は油でつまり、発毛の妨げになります。洗髪をした後、頭皮マッサージをして、血液の流れを良くすることで、発毛を甦らせます。一時的な円形脱毛は、専門医の診断を受けることで早く良くなります。

精神的悩みをかかえこむ＋人との会話がない＝老けやすい

悩むということは、顔の筋肉が下に向いて下がっている状態です。従って老けやすい態勢を自ら作っているのです。人と会話をして、笑ったり口を動かすことにより二重顎がとれる。要するに、顔の筋肉に張りを作ることで若がえることができるのです。

★姿勢を正しくしよう

自分の姿をたえず鏡に映してみましょう

姿勢を正しくするには、鏡の前に立って、常に姿勢を気にすることが大切です。街を歩く時もビルのガラスに映る姿を見て、正しく直していく心がけが必要です。

手足の先にしびれがある時は専門医に

姿勢が悪いとあらゆる所に痛みを生じやすくなります。腰、肩、足、首、腕の痛み、しびれがある方は、早く専門の整形外科を受診しましょう。

背骨の中を通る脊髄は中枢神経で脳と似た役割を果たしています。

脳は血行が途絶えると、脳卒中が起こります。早く血行を再開させないと、回復しなくなります。

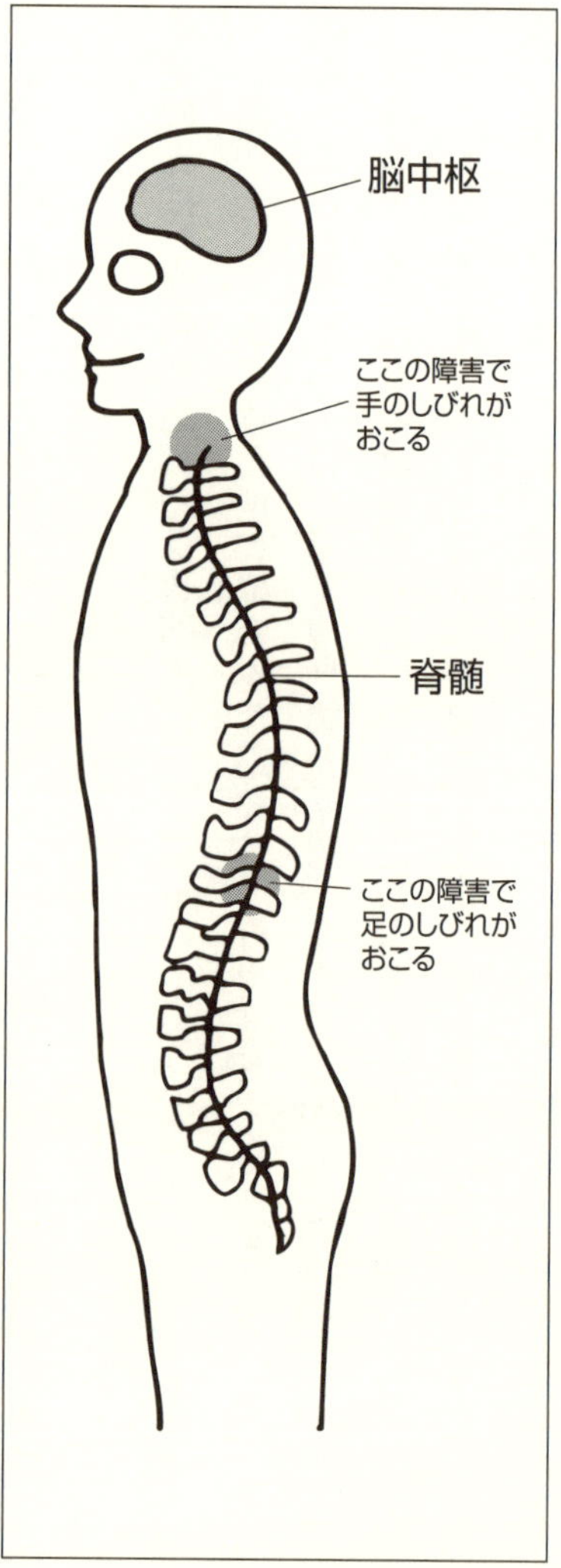

脊髄にも卒中（脊髄障害）があり、圧迫などにより血行が悪くなると、脊髄も麻痺を起こし回復しにくいのです。

手足の先に痛みやしびれが現れたりする時は、専門医にかかる必要があります。脊髄から離れた所で痛みやしびれが起こったりすることもあり、歩行困難が起こる恐れがあります。

悪い姿勢を長時間放置すると、背骨がゆがみ、痛みを生じる原因となります。ショルダーバッグを片方にだけ掛ける癖は、姿勢が悪くなる原因となります。リュックサックスタイルのものに変更して、正しい姿勢を保って歩きましょう。

★関節を軟らかくする運動をしよう

柔軟性のある足首、腰、膝、手首を保つため、関節を軟らかくする運動を椅子に座ってしましょう。

つかまり棒などを使って足首を回したり、また、ゆっくり立ったり、座ったりする運動をしましょう。

柔軟性ある体を作れば、不思議に若がえります。ゆっくり、ゆっくり歩いていた方でもサッサッと歩くことができます。姿勢が良くなると、若がえります。目に見える若がえりから始める方が、やる気が出ます。

平均年齢六〇歳～六五歳の人達がチアガールをしているテレビの番組を見たのです。驚くことに飛んではねて、それはそれはすごいのです。私はすっかり驚いてしまいました。その人達は、毎週、決まってトレーニングしているのです。踊る姿は若々しく、歳など感じさせない迫力でした。

そのように、自分に合った柔軟性と姿勢の良さは、若くいられるポイントです。

★老化を最初に見せる股関節を鍛えよう

人は鏡で顔のシミやシワ、白髪などを見つけて歳をとったと感じるのですが、実は、体が老化を最初に見せる所はどこだと思いますか？　それは「股関節」の筋肉なのです。

和式トイレスタイルでかがみ、立つ運動を

股関節を鍛えるには、股関節の内側の筋肉を鍛えることが大切です。

戦後間もない頃は、和式トイレと布団の上げ降ろしが、自然の生活の一日の運動量に匹敵していました。ところが高度成長期と共に、洋式トイレ、ベッドに変わり、一日の運動量が減ってしまいました。そのため股関節が弱くなり、早く老いを感じるようになっているのです。

ところが、戦争を体験した人達は、若い時から股関節が鍛えられる体勢で生活をしてきており、現在の若者二〇代～三〇代の人達より、体がしっかりしています。古き時代の良い面を知った上で、運動をすることで、自分の体作りに目標の回数が決められます。

運動選手は体に負荷をかけて筋肉をつけていきますが、我々一般人は、軽い負荷で良いのです。それで充分体がシャキッとしていきます。

毎日負担にならない形で運動しましょう。

一番早く老化するのは股関節である

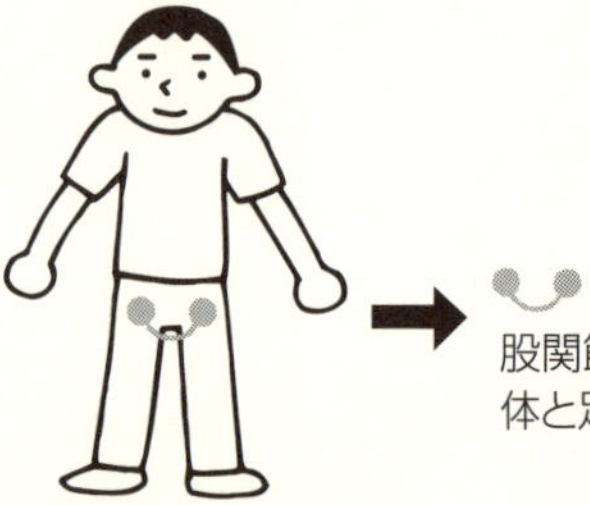

股関節は
体と足を支える所である

股関節を鍛えるには

❶

重量のある古タイヤを横に向けて、横歩きでひきずる運動が良いです。
プロの運動選手ではないので、我々は横歩きをしましょう。

❷

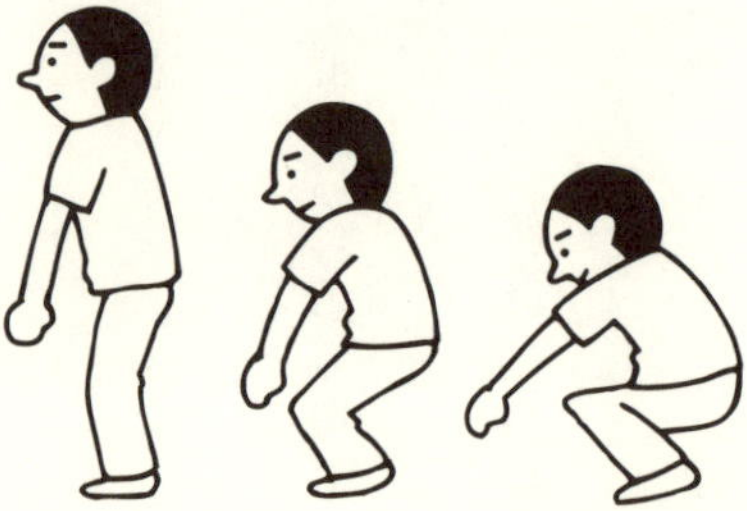

和式トイレにかがむ態勢でかがみ、立つをくり返し10回行なう

その方法は、トイレに入る前に五～六回、和式トイレスタイルでかがみ、立つ、その習慣づけを行えば良いのです。トイレに入った後でもけっこうです。

そうすることによって、一番早く老化する場所である股関節は、充分な運動量がとれるのです。

横歩き、和式トイレスタイルでかがんで立つ、後ろ歩きは日常生活でやっていきたい運動です。

★ていねいな歯みがき、歯ぐきのマッサージで若さが保てる

若くなるには、一日の中で自分にかける時間を上手にはじき出すことにあると思います。

例えば、朝の歯みがきについても、一分間で終わっていたのを、五分～一〇分間するように心がけましょう。

立ったまま、歯みがきを五分する。これはとても長く感じます。一日はできても毎日できる状況ではない。しかし、大きめの受け皿を持って、テレビの前でニュースを見ながら歯みがきをすると、五分間は苦痛ではなくなります。

なぜ、歯みがきを五分～一〇分間することが必要なのかというと、歯と歯ぐきの間に入った見えない汚れが、歯槽膿漏の原因となり、さらに歯が抜ける原因になるからです。

それだけでなく、歯槽膿漏のバイ菌が体の中に入りこみ、血液中に存在することにより、不整脈が生じる原因にもなります。

我々は、不整脈は心臓の病気であり、心臓が弱っているからなると思ってしまいます。しかし原因をたどると、歯槽膿漏の菌であったりするのです。

元来心臓は強い家系であるのに、なぜ自分だけがと思う人達は、こうした原因が考えられるのです。

年齢を重ねるごとに、心臓は弱くなっていきます。歯槽膿漏の菌やコレステロールが高いなど、さまざまな原因と重なり、心臓に負担をかけてしまうのです。

さらに塩分の強い食事習慣で、高血圧を引きおこし、心臓に負担をかけてしまうという、ざっとみてもこれらは自分が今日からでも直していかれる簡単な心がけです。

ていねいな歯みがきを五分～一〇分間することで、歯ぐきのマッサージになります。年齢と共に歯ぐきもやせてきます。若く見える印象の第一は、口元にあるのです。人と話をしたり、人前で笑う表現で口元が開いた時に、白い歯とピンクの歯ぐきが目に入ると、清潔感と共に若いと思ってしまうのです。

★すき間の時間を上手に使おう

一日の時間には、必ず「次の用事をする間のすき間の時間」が存在します。そのすき間をいかに使い切るかによって自分が健康に近づくことができるかが決まります。

そして、工夫された時間がさらに身についていく時に、一年前とは違う若がえった自分がそこに存在しています。

時間のすき間を寄せ集めると、なんと驚くことに、一日の活動時間の中で、四〇分は軽くはじき出せるのです。

①朝のニュースを見ながら五分〜一〇分歯みがきをする。その中で今日の予定のあらすじを考える。

②通勤時間の電車を待つ三分間で「首、足首」などの柔軟体操をするように心がける。人にめだたないように、足首を軽く回すと良い。

③会社に着き、机に向かう。その前に取りかかる資料を見ながら腰をゆっくり回す軽

運動を一分～三分行う。血液循環が良くなることで、頭はさえてきます。

「さあ～やるぞ！」と気合いが入ります。要するに能率が上がるのです。ただ机の前にぼんやり座って、それから仕事の段取りをするようではいけません。

④昼休み、食事の後に、五分～一〇分ぐらい肩を叩いたり、足のふくらはぎを軽く叩く、さらに足のふくらはぎを二～三分マッサージしましょう。

足のふくらはぎは「第二の心臓」といわれ、低い所にある血液を心臓に向けて送り出しているのです。大切な隠れた若がえりのポイント場所なのです。

ふくらはぎを軽くマッサージするにあたり、アキレス腱からふくらんだ上に向けて血液を上の方向へ運んでいく手伝いをする。そういうイメージでマッサージしましょう。五～六分間実行したいものです。

マッサージをするとしないとでは、その後の体の軽さがまったく違ってくるのを実感できます。

朝から昼までの疲労を、昼休みを利用して解消する時間を持ちましょう。無理しないで続けることにより、一層健康となり、若がえりの助けになります。

⑤昼すぎから午後三時～四時にかけて体がだるくなってくる時間帯に入ります。ここで五～六分間トイレに行くこと。あるいは外が見える場所で「深呼吸」をゆっくりあせらずしましょう。

●深呼吸の途中で両手を広げ指を空に向けて手を上げながら息を吸いこみます。

●上がっている両手を両足の膝元に下ろしながら息を吐いて、指を伸ばしてかがむ動きを加えることで、より速く脳に酸素が運ばれやすくなります。

●深呼吸により、脳に多くの酸素が取り入れられることで、疲労感がとれ、ぼんやりした頭がすっきりします。約六分間したいものです。一分～二分間ではなかなか脳に酸素が届きません。

⑥いよいよ仕事も一日のしめくくりに入ります。午後六時頃は、仕事で疲れてはいますが、精神的には「終わる」と思う気持ちが後押しして元気になるのです。
開放感でほっとするのですから、ここではさしあたって特に何もしなくて良いのです。

⑦さて、帰宅しました。夕食、その後趣味のことをしたり、ＴＶを見るなどの安らぎの時間です。睡眠前のすき間をぬって風呂に入ります。
●この風呂時か、風呂からあがった五分～一〇分間に、運動またはマッサージをしましょう。普段使っていない筋肉に張りをもたせるイメージを作りながらの運動です。
●乾いたタオルの端と端を持ち、背中の肩甲骨を動かしてあげましょう。
●さらに、うしろ向きに歩ける場所であるダイニングや廊下を利用します。危なくないことを確認した上で後ろ向きに歩きましょう。

●前に歩く筋肉は発達しているのですが、後ろ向き歩きの筋肉はふだんは使われていません。やってみるとわかるのですが、後ろ向き歩きは、けっこうお尻の筋肉を使います。

●普段使われにくい部分を少し伸ばしてやる運動こそが、若がえりのコツです。理想時間として一五分間はしたいものですが、最初からは無理でしょう。習慣づけるには、まず大変だと思う気持ちを植えつけない五～六分間が良いのです。

さてさて、一日を通して、なんなく「三五分～四〇分間」のすきまは、こうして無理なくおさまりました。

そして、その後、若がえりには欠かせない上手な深い睡眠へとすすんでいくのです。

若くなるためには、一日の時間をいかに工夫するかにあります。ここに話したことを参考に自分に合ったスケジュールを組みましょう。自分なりのスケジュールをたてる時に、あなたはもう意識改善に入って、若がえりに一歩近づいているのです。

★骨を丈夫にしよう

最近は小学生などにも骨折が多くなっています。そして高年齢になるとますます骨折が多くなります。

骨について少し知識を持ちましょう。

●成長が終わった後も、骨は新陳代謝を繰り返しているのです。古い骨から新しい骨へと生まれ変わることで、骨は強さとしなやかさを保つことができます。

●骨には血液が通っています。生きている骨を切れば出血します。背骨には多くの静脈が通っているのです。

●椎間板には血行はありません。運動によって栄養が届けられるのです。

骨は生命を支える大切なもの

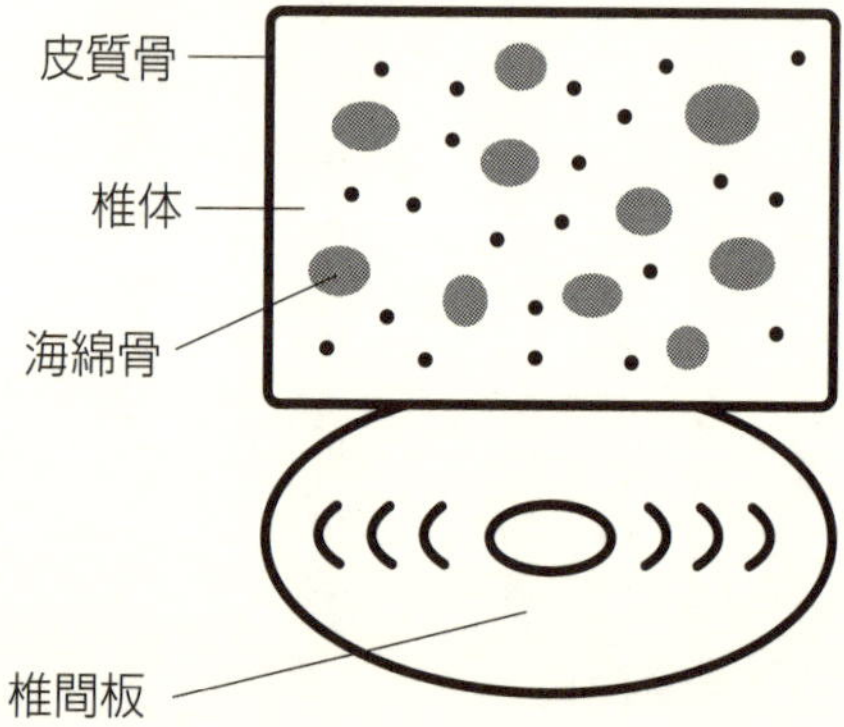

●骨は、その外側を取り巻く硬い面「皮質骨」と網目状の細かい骨が詰まった「海綿骨」からできています。背骨の椎体は海綿骨の割合が最も高い骨です。骨粗鬆症になると、この骨の網目が粗くなるので、骨折しやすくなるのです。

●骨は生命を支える大切なものです。従ってカルシウム、ゼラチンを日常の食事で十分にとっていく工夫が必要です。

●ピーマン、かんぴょうなどの野菜からカルシウムをとっていきましょう。

●ゼラチン質は鳥のスープなどからも手

軽にとれます。

覚えておくといいこととして、カルシウムは運動した後が最も吸収されやすいのです。体を動かして汗をかいた後、牛乳をひと口ふた口が良いです。

★睡眠を上手にとろう

病院に入院すると、九時頃から消灯時間です。患者さんが早く元気になるためには、早く休んで早く起床することを最重要視しているからです。
●健康な人でも、病院のスタイルを見習って、夜は、一〇時か一一時までには床につきたいものです。
二四時（午前〇時）までに休むと、細胞の回復に役立つホルモンが脳から出され、血液の流れに混じって疲れた細胞に行きわたるのです。深い睡眠がとれた翌日は、すっきりした気分になるのは、細胞の回復と再生ができているからです。

だから、体が軽く気分が良いのです。

その反対に、よく眠れなかった時は、翌日頭がぼんやりしています。なんとなくだるく感じて、ヤル気が出ない。良い睡眠のとれた日とは、明らかに違う一日になってしまうのです。

ですから、良い睡眠は、健康維持と若がえりには欠かせません。

睡眠を上手にとる対策

①床に入る前に脳を興奮させるような難しいことはしないこと
②脳を刺激するような悩みを続けないこと

だいたい、不眠になる源は、日中にあったことで腹をたてたり、イライラしたりすることによって、脳を刺激してしまって眠れなくなっていることが、ほとんどです。

ですから、睡眠をとる前は、怒りや悩み事はいったん棚あげにする。悩みから離れる気持ち、切り換える勇気を持ちましょう。

いったん、腹がたつと、止まらないのが人間です。都会なら、電車の通る大きな音に合わせたガード下で大声を出してみるのも良いでしょう。

大声を出せない場合は、走って汗をかいてくることも良いでしょう。日中にたまった腹のたつエネルギーを外に出すことが改善方法の一つです。

③睡眠前の瞑想

私のおすすめは精神を安定させる工夫として、瞑想を睡眠前に行うことです。

- 目を閉じる
- 体を円を描くイメージで丸くする
- 何も考えない努力をする
- 体の力を抜く

これが、瞑想スタイルです。

「何も考えないで」と言われても、何も考えない状態がすぐ作れない。それが瞑想の難しさです。

しかし、試しにやってみて下さい。目を閉じ、体を丸くして、坐禅をすることで、体が軽く浮く感じに入る。それが、体の力が抜けている状態なのです。

一〇分ぐらい試して眠ると深い睡眠に入れます。全員にとはいえませんが、効果は期待できます。

脳の興奮を静める

非日常的な夢のある映画を借りて来て、見ましょう。

夢の主人公になれるぐらい好きな映画を見ましょう。将来自分も本当にそうなれたら良いのに……と夢を描ける時は良い眠りにつけます。

また、帰宅時間を早くして、ゆったりした時間を持つことで、脳の興奮は静まり、良い睡眠に入っていくことができます。

お風呂の入り方

ゆっくり休みたいと思って熱いお風呂に入ったりすることもあります。ところが、熱いお風呂は、脳を興奮させてしまい、風呂上がりにいろいろ行動を起こしたりすることになります。片づけを始めたり、普段しないことをやり始めて、夜中の二時すぎになったりする。

自分では良いと思ってしたことが、かえって脳を興奮させることにつながっています。お風呂は熱すぎない方が、ゆっくり休めるのです。

熱いお風呂は、急激に血液の流れが速くなるため、眠気がさめてしまいます。ほどよい温度にして、なめらかな血流を保つと、眠気はほどよくやってくるのです。

リラックス法

眠る場所に森林の香り（ポプリ）などは良いリラックス方法になります。その人の好みによって、異なりますが、自分がリラックスできる香りを知り、置いて

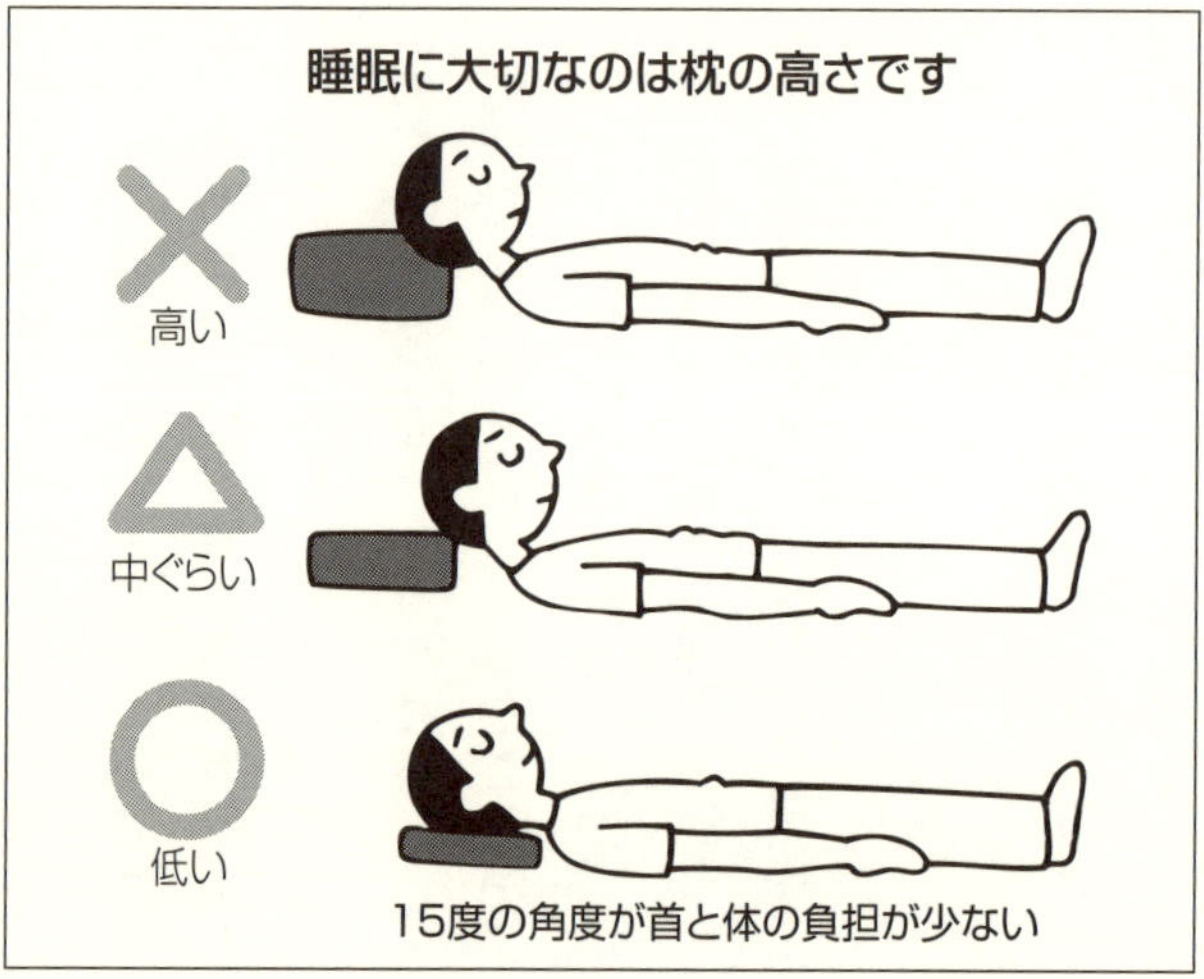

みましょう。

睡眠に大切な枕の高さ

できるだけ頭と首に負担の少ない、低めの枕に慣れた方が安眠できると思います。

極端に高い枕は避けましょう。それは頭と首の血行を円滑にしなくなってしまうからです。

お酒は？

睡眠が深くなるからと、お酒を飲んで眠るという人も少なくないでしょう。

多量にお酒を飲むと、確かに体は眠った状態にはなっていますが、内臓は、お酒の処理をせっせとしなくてはなりません。内臓はまだ働いているんだ、と脳に働きかけるから、脳はおいそれとは休めません。

お酒だけでなく、眠る前の食事も同じことがいえます。ですから、眠ってはいますが、日中の疲れた細胞を修復させるまで手が回らない状態で眠っているので、朝起きた時に、違和感が出てしまうのです。

眠る前に飲むお酒の量は、内臓に負担にならない程度を自分で決めましょう。人それぞれ内臓の強さが違うので、これくらいが適量とはいえませんが、飲まないで眠れるのが一番です。

飲まないで眠れる努力をするには、理屈がわかっていないとできませんね。お酒を飲んだり食事をした後、すぐ眠る癖を体につけると、内臓は眠っている間も消化のため働いているので、体を早く老化させてしまいます。また病気を早く発生させたりもします。ですから、酒も、食事も眠る前は避けましょう。

消化には三時間を最低でもみるようにしましょう。

★運動は必要

ラジオ体操はおすすめ

何をさておいても、ラジオ体操をしましょう。本当にラジオ体操は、よく組み立てられた体操です。肩こりにも良く、便通にも良く、上手に体がねじれるようになっています。

毎日、体操をする習慣をつければ、昨日と違う体の動きや違和感など、その日の調子がすぐわかるのです。従って、早く専門医の診断を受けられる対策になります。

散歩

ラジオ体操を一通り終えた上で、筋肉をつけたい部分の運動をします。

足が弱っている人は散歩をする。一〇分間歩いたら、必ず少し休んでラジオ体操をしてみる。そして、また歩くというように運動をしましょう。

年齢に合った体操をすることが大切です。

年齢を問わず心がけていただきたいのは、普段使っていない筋肉を使う練習を取り入れることです。それが若がえりと健康維持になります。

気をつけて後ろ歩きを

前には歩けますが、なかなか後ろには歩けません。安全な場所で、後ろ歩きをしましょう。高齢者は、つかまり棒をもって、後ろ歩きをしてみましょう。

筋肉を鍛えるだけでなく、後ろ歩きという、慣れない運動をすることで、脳に良い刺激と緊張が伝わります。慣れないことでバランスを保とうとするため、運

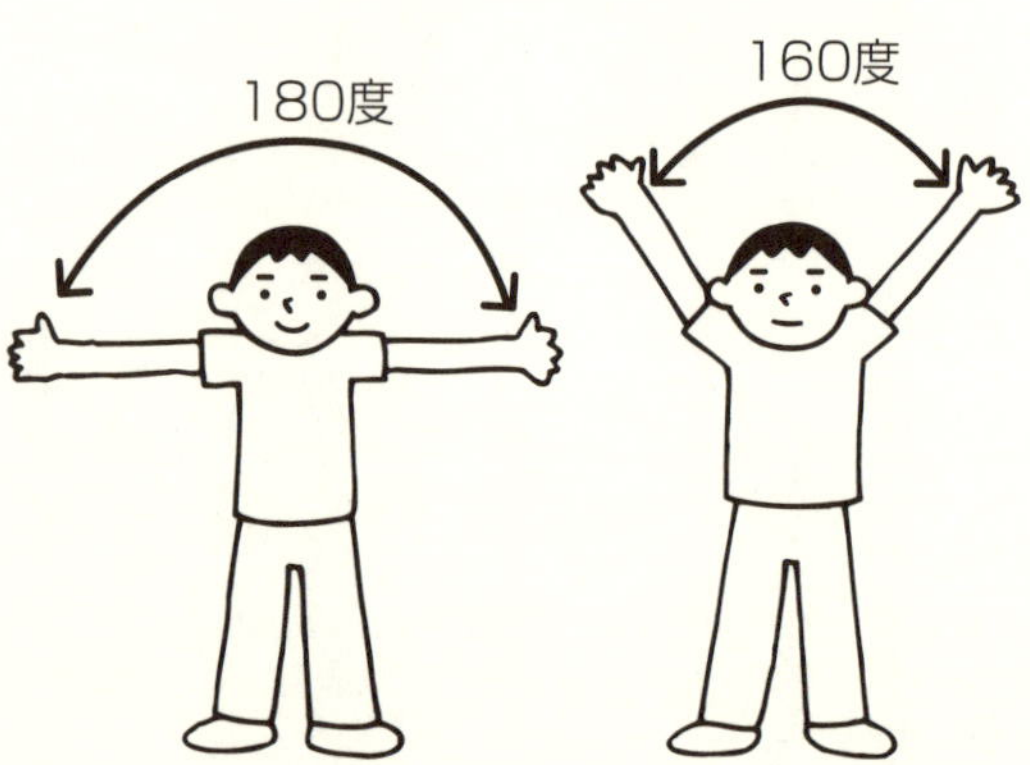

動神経が活発化します。
実際にしてみるとわかるように、後ろ後ろに動く時に、頭で考えて後ろに進んでいるのがわかります。脳への刺激とバランスをとっているのがわかります。

横歩き

けっこう横歩きはできるものです。それは目が一八〇度の視野をとらえられるようになっているからです。
でも、高齢になったり、早く老けてしまった人達は、この一八〇度の視野が狭くなるので、横歩きが怖く感じます。

●まず最初に、胸の前に両手を伸ばして、ゆっくりゆっくり広げていきます。顔は正面を向き、目だけを動かします。広げた手先（指先）が見えなくなる所が、自分の視野です。正常では一八〇度見えるとされています。

●運動をしながら、両手を前に出して広げていく。その動作を毎日することで、目が鍛えられます。

●広げていく手先を目が追いかけていきます。目の横を引っぱっている筋肉が、横サイドへ引っぱられることは、直接脳の刺激になります。

目はだいたい正面を捕える力が強いのです。横方向に納得いかない物体を見つけると、素早く確認しようと顔が横に向いてしまう。たいして目そのものは動いていません。ですから、目を支える両サイドの筋肉を強化させる運動をすることで、脳が活発化して機能の老化を防ぐのです。

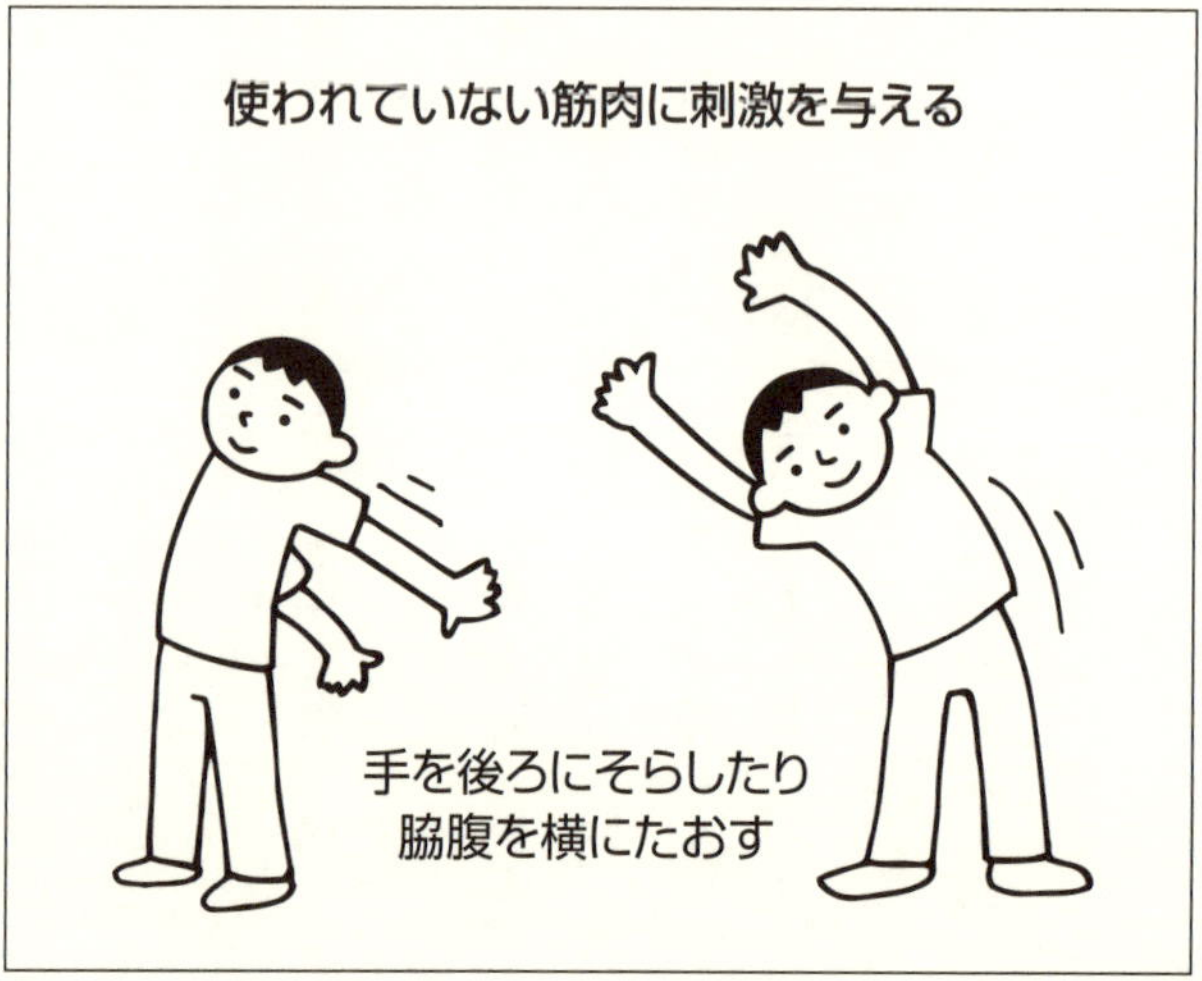
使われていない筋肉に刺激を与える
手を後ろにそらしたり
脇腹を横にたおす

使われていない筋肉に、少し刺激を与える

普段使われていない筋肉を動かすことに、若がえりと健康維持がかかっています。

使われていない筋肉に、少し刺激を与えることにより、血液の流れが良くなる。バランス感覚がとれるようになる。そうした運動が脳に良い刺激になっていることで、日常の動作が敏速になり、若がえっていけるのです。上図のような運動をしましょう。

人は考え違いをしていることが多く、若がえるということは、一〇年も二〇年も若がえるというイメージで受けとめてしまいます。そこで、そんなことは無理と思ってしまうから継続できなくなるのです。

若がえりにおいては、昨日より今日の方がましであり、元気な気分になれる、ということが大切です。

その積み重ねが、翌日になっても老化をみせない状態を作りだすのです。

努力しなかった人は、どんどん老化していき、その差が、若く見える人と、そうでない人との差になるのですね。

いきなり一〇歳も二〇歳も若がえろうと最初は欲張る必要はありません。一日でも若くなろうと思う毎日の心がけで、ずっとずっと同じ歳で止まっていられる。それが、若がえりの秘訣なのです。

★笑うことは若がえりと健康に欠かせない

「笑う」ということは、若がえりと健康には欠かせません。いざ笑いたくても、なかなか笑えるものではありません。しかし、一人で過ごす時間の中で、昔を思い出すことはできますね。懐かしい思い出と、懐かしい味には、笑える原点があるのです。

笑いを、どんな形で日々作っていくかが、若がえりと健康維持の大きな役割を果たしています。不思議なことに、歳を重ねるごとに、笑える内容が少なくなっていきます。

幼ない頃、そして学童期は、知らないことばかりであり、好奇心が旺盛ですから、何をしても面白い、夢中になれることが多かったのです。しかし、大人になると「仕事、子育て、生活」に追われて、笑うという心の余裕がなくなります。

さらに歳を重ねることで、物事を知りつくしていて、好奇心が減ってしまいますから、笑うということが減るのです。

でも一方、大人になると人の失敗で笑うことが多くなりますね。人の失敗で笑うということは、本当の意味でストレス解消になっていません。心から楽しいと思う時、心から嬉しいと思う時、その時の笑いが人を若がえらせる薬の一つなのです。

心から楽しいと思う、心から嬉しいと思う内容が、大人になると日常で減ってしまっています。そのことが、「老い」につながっているのです。

人の失敗や珍事件以外のことで、あなたは毎日笑っていますか？

笑える私の犬の話

一　私には幸せなことに、けっこう笑える愛犬がおります。この愛犬がわがままで、眠い時に頭をなでようとしたり、気に入らなかったりすると、いきなり「かみつく」のです。

この犬は、きげんの良い時と悪い時との差がはっきりしています。犬ですが、感情を日々ぶつけてくるので、笑えるのです。かみついたことを悪かったと反省して、少したつと、きげんをとりにきます。その時に、痛かったというと、かみついた手をペロペロとなめてきげんをとるのです。

愛情をもって育てると、犬でも人間の子供と同じような仕草をすることで笑えるのです。

飼い主をかんでどうするのと最初はおこりました。痛さで、手を上げて犬をたたこうとすると、犬は上眼使いに、ふり上げた手を見て、たたかれると覚悟している様子でした。それを見て、たたくつもりでいましたがやめました。

子犬の頃から飼い主を馬鹿にした犬でした。それが何ともいえない馬鹿馬鹿しい関係になってしまい、今では笑える関係が成立してしまったのです。

こちらだって忙しく働いてきた日はくたくたで、犬の散歩も面倒くさくなる。しかし、犬は散歩が楽しみで待っている。いたしかたなく、散歩に出るのです。

でも、犬のおかげで、散歩しているうちに、昼間の出来事が消化されるのです。犬によって心が癒される一面を見ることがあります。いつの間にか、かみつき犬が、弱い心を支えてくれている。散歩中に二人で一人前だなあ～と笑えるのです。

かみつかれると手から血が出ることもあります。でも、たたくことができない。どんなに生きても一四年ぐらいだろうと思うと、たたけなくなるのです。

そんなことを知ってかどうかわかりませんが、ますます生意気で我がままになる。扱いにくくなっている。かみつき犬と私の関係は、他人からみると馬鹿馬鹿しいことだと思いますが、私にとっては、日々笑いが絶えない種なのです。

欲得を考えない笑いは、そういうものだと思います。だから人は、趣味を持ち、スポーツを通して、感情の高まりを求めていかなくては、老いてしまうのです。笑うということは、動物の中でも人間だけが持つ感情表現です。笑うということには健康になる多くの意味があります。

小児科病棟では、「ピエロケアー」を盛りこんだ病棟もあります。子供が笑い、はしゃぐことで回復力を高められると考えています。

病気に向かい合う力は、笑ったりはしゃいだりすることで増幅され、回復力に大きな役割を果たします。笑うということは、若がえるのには欠かせない内容の一つであると私は考えています。

★感動する機会をふやそう

笑いにも種類があります。

●ただ周りに合わせて愛想笑いをする
●人の失敗談で笑う
●良い思い出に笑う
●感動して笑う

若がえるためには「感動して笑う」という笑い方が、必要です。でも、それはそうそう日々の生活にあるものではありません。
だからこそ、趣味を取り入れ、「わあ、上手に出来た」と感動する機会を増す必要があります。

趣味やスポーツで感動を

趣味やスポーツをすることで、感動数は増加します。しかし反面、それらが上達しなければへこんでしまうという葛藤もおこります。苦しさの中から感動が生まれるような気がします。

人は、人と接して、その人の一言で救われたりします。その反面、人のたった一言で傷ついたりするのです。何事に対しても、良いことだけの一方通行はあり得ません。必ず厳しい一面がセットされているのです。ですから、若がえりの種である「感動の笑い」はなかなか転がっていないということがわかります。

さらに歳を重ねるにつれて、ひがみっぽくなったり、愚痴っぽくなったりします。そんな生活では、若がえることは不可能です。ひがみや愚痴は、日々の生活の不満とコンプレックスからくるのでしょう。

不満を吐き出すこと、スポーツをして汗をかくことが大切です。スポーツをしてコンプレックスを自信につなげることもできるのです。

知らないことを、面白おかしく取り入れよう

自分自身の弱さに勝つには、人前でできるだけの恥をかいたほうが、かえってやっていける自信がわいてくるものです。

習い事において上達を望むより、自分の弱さに勝ったと思える日は、嬉しいものです。後になって気がつけば、習い事も上達していたりします。

人は人の中に入って、恥をかく回数が多ければ多いほど、育つことがあります。まるで、自分の子供ぐらい歳が離れた若者に教えられる。教えてもらっている以上は、若者に対して生徒になりきる必要がある。そんな状況からして心の抵抗があります。

そうした場を踏んでみて、中途半端な自尊心はない方が、素直に習い事ができると思いました。

感動の笑いを求めて、いろいろなことをする中で、頭で考えているだけでは何事も変わらないということに気がついたのです。やってみると、どんな簡単に見えることでも、奥の深さがあることに気がつきます。

知ることの喜びは、自分の背中を押す弾みをつけることができるということは確かです。

若がえるためには、知らないことを面白おかしく取り入れていける場所に参加する。そして感じとることが必要だと思うのです。

八章

若がえりのための心にやさしい方法

★生きていることに意味がある

小児喘息に苦しめられていた子供時代

私は子供の頃、ひどい喘息に苦しみました。横になって床で休むことももままならない状態の日が続きました。横になると咳がひどくなり、呼吸が苦しくなるのです。眠りたくても、すわった形のままでしか休めないのです。

一時、咳がとまり症状が軽くなる日もありました。子供の私は毎日わけがわからない注射と薬に苦しめられたのです。しかし治療をやめると、たちまち喘息が起こってしまうのでした。喘息と一緒に成長したようなものです。

普通の子供のように外で野球をしたりすることもありませんでした。だから野球は憧れのスポーツのひとつになっていたのです。

幼いながらに、咳が止まらなくなる夜は長く、死んでしまうのではないのかという不安がつきまといました。死んだらどこへ行くのだろう？　親に聞いてみたかった。ある日思いきって聞こうとしました。でも咳がひどくなって、思いが言葉につづれなかったのです。

もし死んだらどこへ行くのだろう。本当に遠い空に浮かぶ星になるのだろうか？　遠い空の星に行くまでは、どのくらい時間がかかるだろうか？　一人で想像する冒険が続くようになりました。いろいろな夜空を見ては、暗い想像をたくさんするようになったのです。

ですから、今、病に苦しんでおられる人達がどんなに不安な日々をすごしているか、少しわかる気がいたします。

私の経験からして、死についていくら想像しても、答など出せないとわかったのです。

私は生まれてきたいと思って生まれたわけではない。自分の意志で生まれ、存在したのではない限り、死という時を自分の意志では決められないとわかったら、死ぬということは考えてはいけない、と思ったのです。

人の健康は精神が引っぱっている

だんだん成長した私は、咳は止まり始めました。しかし中学校に入った頃、突然病気で入院してしまいました。今にして思えば、喘息の注射と薬づけでその後遺症だったかもしれないと思います。

それまでは学校の成績は、体育を除くとトップでしたが、中学校から成績はみるみる落ちてしまいました。体力に自信がなく、学業にも自信を失いました。

その頃から、星の輝きをただただ見つめては小児喘息の夜の自分に帰っていたのです。

生きるっていったい何なのだろう。今でいう「うつ的気分」になりました。

高校に進んだらどこまで成績が落ちるのだろうという恐怖感もありました。

そんなこんなしている中学時代に、身体を鍛えるためにスポーツを始めるようになりました。その時始めたスポーツを今でも趣味として実行するようになっています。もし、あの時、スポーツに出合うことがなかったら、心も体も病気から逃れられなかったと思います。

人の健康は、精神が引っぱっているということを、身をもって体験したのでした。

死を考え、死で悩むことはない

高校、大学と進み、研修医をしている時、不思議な体験をしました。癌と診断された患者さんがおられて、それも転移している状態の末期癌でした。家族に病気の重大さを告げ、患者さんは、治療に励む毎日でした。

ところが数カ月、半年が過ぎるうちに、癌細胞が姿を消していたのです。

世の中には不思議なことがおこることがあります。どんな最悪な状況であっても、見事に完治する人がいます。

「勉強、仕事、病気」何事に対しても、絶対に諦めてはいけないと思い知らされた研修医時代でした。

人の命とはとても尊く、美しく、神秘的なものです。ですから自分はいつ死ぬのだろうと考える必要もないし、また死ぬことで悩むことはしてはいけないと思いました。

「生まれてくることを自分の意志で決めたのでない限り、死ぬことも思ってはいけない」と伝えたいのです。生きていることに意味があるのです。

私の知人で、今生きていれば百一歳になられている人が話していた印象深い言葉があります。

ビルマの戦地から引きあげ、生き残ってようやく日本に帰ってきました。しかし当時の日本が食料不足のこともあって、血を吐き結核に冒されてしまった。やっと日本に帰ってきたが、たぶん死んでしまうと思っていたそうです。

「吐いた血を見てそう思った」と言うのです。その頃は結核に効く特効薬もなく、隔離された病室ですごしていたそうです。

そんなある日、思いもかけず特効薬が開発され、絶望の中で光りがさしたのです。

「人の命は、どこでどうなるかわからない。神秘の中で生かされている」という言葉が胸に焼きついています。


心の持つ力の強さは、あらゆることを実現させる

病気で床についておられる方、また失望のどん底で悩み苦しんでおられる方もあるでしょう。いろいろな最悪の状況が重なる時であっても、時は生きて動いています。曇り空に一筋の光がさす時がやってきます。

最悪であればあるほど、一筋の光がさすのを待つ勇気を持った生き方をして欲しいのです。

「死」を考えることが、自らを闇に引っぱり、不安をつのらせ恐怖感を抱かせ、体力を何倍もすり減らすことになります。本当は、治る病気であっても、体力を失うような考え方をしてしまっては、治らない方向へ向かってしまいます。

体の強さ、弱さは最初から遺伝子で決められている面もあるでしょうが、人が持つ心に対しては、白紙なのです。

その白紙に自由に人生の絵が描けるようになっています。心の持つ強さは、はるか遠い想いまで、実現させてしまう力が秘められているのです。

夢を現実にする努力をさせるのが、人の中にある「心、感情の素晴しさ」です。最悪の時も、最高の時も、時は止まったままではいないのです。だから涙を流しても涙は止まるのです。

大声で笑っても、はしゃいでも時は静かに流れ去る。退屈な時も、ゆっくり流れ、表情を変えていく。動く時を相手にしていくことが、生きるという意味なのです。

一時的な感情の浮き沈みをすべてと思い、闇の中から出られないと思いこんで、自殺する人が増えています。

生きるために、努力して治療している方に、申し訳ないと思う、そういう気持ちがあれば、自殺なんてできません。

そういう普通の考え方ができなくなってしまう、うつ病の患者さんも増えています。時代が進化するにつれて、季節の移り変わりも感じられず、朝も夜もなく、二四時間動き続ける中で、うつ病、心身症を患う人達が多くなっています。

世の中の進化は、便利な社会を造りあげていますが、その一方で心の病で苦しむ人が多くなっています。その心の病は、また肉体的病の痛みを生んでいます。

その一例が頭部の痛みです。眼の奥や、頭の中の痛み等は神経からきていることが多く、検査をしても特に異常は発見できません。心療内科の薬で症状が改善する例が多くなってきているのです。

★日々の悩みを素早く捨てる訓練をしよう

誰でもできる一番基本的な若がえり方法は日々の悩みを捨てる努力をすることです。悩んでも解決できないことで、人は悩むようにできています。

例えば、「自分が死んだらどうなるのだろう」、「死んだらどこへ行くのだろう」、「親が死んだらどうしよう」というように悩んでも解決できないことで、人は悩んでいます。そういう時間が非常に多いのです。

例えば、「恋愛をしているが、この先どうなるのだろうか？」とか「大学を卒業したら、どうなるのだろう」、「入社した会社でうまくやっていけるだろうか？」など、その日のうちに解決ができないことで悩みを作っている人がそれはそれは多いということです。

悩んでもよいことと、悩んでも仕方がないこととの、判断能力をつけることで、かなり精神的な負担が軽くなります。

悩む時間を少なくすることにより、体調は改善します。

●精神的な重圧が少なくなり、快眠できる対策になる
●食欲が出る、排便も改善し、気分爽快になる
●その日の目的が素早く決まってくる
●人と爽やかに会って、会話ができ、ストレスの少ない一日になる

悩みを自ら作らない努力は、精神と身体の負担を軽減し、若さを保つことにつながります。

頭脳が働いている限り、悩みは次から次へと生み出されるようになっています。

そこで、悩んで価値がある悩みと、そうでもない悩みとを素早く判断する必要があります。

価値のある悩みとは、勉強に関係した能力を高めることについての悩みだと思

います。それは、自分が努力すれば何とか解決することですから、そして悩めば悩むほど自分が高まってくるからです

しかし上司とのいがみ合いのこと、恋人とのいがみ合いのことを一人で悩んでいても、相手側は、自分が気にするほどは気にかけてなかったりします。ですから、一～二分でそれは、相手と会った時に話し合ってみようと、割り切る勇気が処理能力を高めてくれます。

毎日悩みが発生するたびに、特訓することで、判断し処理する能力はスピードを増してきます。そして上手な生き方が自然に身につくことになります。

★生物であることを思い出そう

人間は生物であることを、時々思い出しましょう。生命を持つものはすべて樹も草も動物も人間も動いている。動いているという意味は、動き回るということ

ではなく、音もたてずに静かに循環しながら「栄養、酸素が管を通して動いている」こと。

樹も栄養と水を土の中から吸いあげ、酸素を作り出して循環しながら動いているのです。

それは、目には見えない動きですが、生命維持には、もっとも大切な一面です。

人は若くなったり老いたり、波を描きながら老化する

例えば、三〇代であってもどんどん四〇代に向かって老化している一方通行ではないのです。

「ゆっくりとウエイブを描くように、若くなったり、老いたりしながら老化している」のです。

同じように四〇代であっても、どんどん五〇代に向かって老化しているのではないのです。

ですから、六〇代でも七〇代でも八〇代でも九〇代でも、若がえろうとする力は、生きている以上、誰にでも存在しています。静かすぎる動きなので、人は見逃しているのです。

不安・ストレスが若がえろうとする力を邪魔する

若がえろうとする力と老いていく力とのバランスが崩れる中で、老いていく力の方が強くなってしまうと、人は一気に老けこんでしまいます。

老いていく力の方が強くなる原因が、不安感や悩みであり、その人の中でストレス度を高めていくことにより、生命が持つ若がえろうとする力の邪魔をしてしまうのです。

人が一気に老けこんでしまう原因は、大きな不安感という暗黒の雲にすっぽり包まれてしまうこと。

それが、循環している血液中に余計な物質を流してしまい、体に病気を作り出していきます。現実に痛みを生じた体は、さらに不安感をかかえて、病気を悪化させることになってしまいます。

生きているものには、若がえろうとする力が存在しますが、その力はストレスに一番弱いのです。

人の心は強いようですが、何げない一言で、傷つき、そしてストレスに包まれると、行き先を見失ってしまうのです。それが老化という形を作りだすのです。五〇代でも、六〇代でも七〇代でも、八〇代でも九〇代でも、一〇〇歳になっても、若がえる力が自分の中に存在しているから、生命の維持ができるのです。

人間は、目に見えるものに対しては、すぐケアー対策をするのですが、直接目に見えないものや、痛みを生じない時は、自分自身を乱暴に扱うところがあります。そのことに気づくことが、若がえろうとする力を守るのです。

★自分の中の無限の能力を信じよう

自分の体に眠る無限の能力を信じることができると、チャレンジ精神が生まれます。自分の存在を支える祖先の遺伝子達は、「いろいろな困難を乗り切れ」と応援してくれている、という想像も必要です。

特に習わなくても、人がやっていることを、いとも簡単にしてみせる人がいます。それは、祖先の体験記憶が生き続けているので、あたり前だったりするのです。

もしかして、モーツァルトも、その一人かもしれません。四歳で美しい曲を弾き、美しい曲を作曲している。父親も音楽家でした。教えられなくても、自分から悟っていかれる子供は、強い遺伝子を引き継いでいるという、証明であると思います。

我々にも、先祖達が苦労してみがきあげた能力が残っているに違いないと思います。それを、探すのが、人生の大きな目的であるかもしれません。

しかし、人間は他人の行いに気を取られ、他人に憧れてしまい、自分自身の能力について考える余裕などなくなっています。

祖先について、興味を持つどころか、今現在、目の前で起こっている新しいことに興味を持ってしまって、見えなくなっています。

そうした理由から、自分にある能力が信じられなくなっているのかもしれません。

自分を好きになることとは、未来の自分に期待して、ワクワクできるということです。「まるで恋をしている」ような状況を自ら作り出しているのです。

日常生活を楽しんでセロトニンを多く作り出しているのですから、若々しくてあたりまえです。

若さを長く保っている方は、多種多様の趣味があるのが特長です。要するに、歳をとるヒマを作っていない。日常において、夢中で取り組める好きな世界を作りあげて、暮らしているのです。そして日々、セロトニンを作り出しているのです。

それに対して、反対の生き方をしている人は、自分が何をしていいのかわからない。もしくは、自分にはできない、したくないなどの理由から、一日を不満だらけにして、退屈な時間を送っているのです。

それが、積もり積もって愚痴の世界を作りあげてしまっています。セロトニンが作り出される状況ではないのです。

★自分にとって爽やかなことを知ろう

次は、精神的に爽やかだと感じるのは、自分にとって、どんなことなのであるかを知ることです。これもまた、個々の感性は異なるのでいろいろ試して、自分を知ることです。

例えば、雨上がりの青空を見て、散歩をすると爽快な気分を味わえる人もいます。

例えば、朝風呂に入ってから、乾布マッサージをすることで、爽快さを感じる人もいます。

例えば、朝にランニング、早歩きをして、汗をかいて、シャワーのあとで、朝食をとる。その習慣の中で、爽快さを感じる人もいます。

個人個人の好みは異なりますが、気分が良いと体感する内容を一日でいくつ作れるかが大きなテーマです。

●感情面で爽快である→花、空、風景を楽しむ散歩
●体が軽くなって爽快である→風呂やマッサージを楽しむ
●感情面で嬉しいと感じる笑い→友達に会ってしゃべる
●体が喜び感情が喜ぶ→家族で大掃除をする。体が汗をかき、大声を出して作

業している。奇麗に片づいた後は爽快な気分である。

一日が終わる、そして床に入ります。その時、満足して一日を過ごしたと思う、そういう生活を目指すことが重要なのです。

★悪い考え方をしないのが基本

また、精神を安定させる生き方の基本は、絶対に悪い考え方をしないところから始まり、悪い行動をしないことによって、安心感が得られます。ただ、それだけのことにすぎません。

精神の乱れは、人の言葉や仕草で傷つけられて起こることが多いと思われがちですが、そうとばかりはいえません。

自分から、不安にさせる行動をとって起こることもあります。日常生活で、できるだけ悪いことを考えない習慣が、悪い発想をしないことにつながります。

若がえりの精神を身につけるには、ごく普通の道徳心が要求されるのです。幼い子供達は心が清らかですから、天使の顔をしています。自ら悪だくみを考えることなどありません。

ですから、遊び疲れると、泥のように熟睡します。

幼い子供達の清らかな心を持つことが、自らの不安を作り出さない、精神を安定させるポイントになるでしょう。

精神を安定させるということは、日常の活動力を上げ、能力を発揮させることに、大きくつながっています。一日の終わりが、良かったと満足できるか、できないかの原点は、悪いことは考えない自分でいれば良いのです。難しいことではありません。

自分の命を大切に考えたならば、人の命の大切さもわかるでしょう。事件も少なくなるでしょう。

優しい街や村が存在するようになれば、昔のようにのどかな時間が流れ、安心して暮らせるでしょう。

夢物語ではなく、昔はのどかな時間が日本には存在していました。私が五歳で初めて、祖父母の暮らす田舎にひとり旅に出た時です。

東京上野駅まで親が私を連れて行き、田舎の駅で待つ祖父母が私を受けとったのです。

田舎に着くと、祖父母が手作りのカラメルを焼いてくれる。夜は空が低く感じられ、星がいっぱい出ていました。手を伸ばせばつかめそうにたくさん星がちりばめられていました。大きな家でしたが、玄関に鍵などかけていませんでした。戦争が終わったばかりの日本には物がなかった。でも悪いことをする人は、ほんの一握りに過ぎず、みんな安心して暮らしていたから玄関に鍵など必要なかったのです。

★日々の暮らしの中で新しいことをしてみよう

一家の柱である夫の重要性を、ここで考え直してみる必要があると思います。

夫が花を一輪自分で買ってきて食卓に飾るとどうなるでしょう。

家族の誰かが「パパどうしちゃったの」と驚く。

さらに、休みの日に掃除をしてみる。

そして、休みの日に料理を作る。カレーぐらいはできるでしょう。

自分がすることに家族が喜んだり驚いたりしてくれることが、自分にとっても新しい体験になります。

そうすると家族は、次にどんなことをして喜ばせてくれるのだろうか期待してくれるようになります。希望があり夢がある生活作りは、花一輪を飾るところからまた始まったりします。

男だから家事をしないと思っているのは、良くありません。男だって、家族が爽やかに暮らせる手伝いをして、楽しく暮らせるように考えなくてはなりません。妻だけに家事を押しつけると、だんだん老いてきた時、妻が病気になったら、家の中は暗くなってしまいます。そうなった時に、情けない思いをするのは、夫の方です。

元気で健康に若々しく暮らし続けるには、日々の生活を飾る言葉や仕草がとても重要になるのです。

若がえることとは、日々の暮らしの中で新しい生き方をしてみようと勇気を出して、やってみることから始めると良いのです。

妻の驚く顔は、若さを取り戻すことになります。妻は嬉しい感情に包まれ、夫にもっと良くしてあげようと元気づく。それを見ている子供達は、うれしくなる。家の柱である夫が、いかに生活を楽しむかによって家族が明るくなるのです。

そしてそれは、全員の健康と若がえりにつながっているのです。

中高年の離婚が増加しています。その裏側には、めんどうなことを妻にすべて押しつけてきたことにも一つの原因があります。妻の不満が一気に爆発して、子供が独立したことをきっかけに、離婚に踏みきる女性も多くなりました。

残される夫は、戸惑い一気に老けこむのです。一生を通して夫婦の危機は、何度かあるでしょうが、定年直後の離婚は、男性にとってなかなか厳しいものがあります。

老人性うつ病と離婚によるうつ病と定年退職によるうつ病。これらの三つの原因を同時に持つ六三歳の男性を診察することがありました。

普通のうつ病患者さんに比べ、治りが遅く、治療も難しいものがありました。元妻に状況を説明し、治療に協力してもらいましたが、快く引き受けてくれる元妻は少ないのです。そのため、子供さんに協力してもらうことになってしまうのです。

三つの原因を同時に持ったうつ病患者さんは、薬でかなり回復を見せるのですが、良くなりかけたとたんに、家族の眼を盗んで一人で出かけます。家族の人達も、回復している状況で安心していることもあります。

そんなある日突然、自殺するということが起こり得ます。

自宅から二〇〇～四〇〇m離れたコンビニに行くといって、出かけた途中のビルの屋上から飛びおり自殺したケースもありました。元妻そして、子供達を含む家族に衝撃が走り、その後家族がたちなおるまでにかなり時間がかかりました。

★自分が元気でいれば人のお世話ができる

次は親の介護に関する問題です。

子育てにやっと手がかからなくなった頃に待っているのが、親の介護の問題です。

介護を実際にすると、主婦がだいたい三～四年目でうつ病になったりします。

そうした主婦が患者さんとして受診されるケースが増加しています。

なぜ介護をしていて、うつ病になるかというと、主婦が老人の介護をするようになると、社会性が失われてしまうからです。

介護前までは、パートをしていたりして、自分の使える収入がありました。それによって、自分なりの楽しみがあったのですが、介護にたずさわるようになると、その楽しみや、将来の目標まで見失ってしまいます。

だいたいの場合、「介護がいつまで続くのだろう」と不安になります。それで、最初に不眠を訴えてきます。

そして、介護が三年以上長びいた時に、自分自身の疲労感からくるうつ病と重なって、重症になってしまうことが多く見られます。介護している方が重症うつ病になると、日々死を考えるようになり、無理心中が起きたりもします。

介護する相手にもよりますが、実の両親であれば、不満をぶつけることもでき、介護ストレスをその場で発散できます。しかし、夫の親となると、全く異なる介護ストレスが出たりするのです。

そこで、介護する側にとっては、健康と若がえりがどうしても必要になってきます。

介護する側は、絶対に一人ですべてを受け持つことはしないように、血縁者と話し合う必要があります。

血縁者の協力が得られない時は、福祉に相談することになります。週に一日か二日は介護施設で預かってもらい、気分転換をしなくてはなりません。介護施設がない場合は血縁者に預かってもらうしかありません。

そうした問題がこれからは起こってくるのです。頭が痛いことです。

現在の日本は、子供の数が年々減り、六五歳以上の人がだんだん増えている現実があります。ですから、介護については誰もがかかえる問題となるのです。

その負担を少なくするには、個々が健康で若々しくいるための生活の工夫がどうしても必要になってきます。

嬉しいことに、健康であると、人の世話をするのが大変だと感じません。病院へお見舞いに出かけると自分の健康をありがたく思います。

これからは日常生活において、自分の体をいたわる努力を怠らないという考えを持つことが、時代のテーマであると思うのです。

★若がえろうとする力を大切に

若がえろうとする力を引き出す対策として、次のような方法があります。

脊椎の交感神経と副交感神経を軟らかくする

うつぶせになり、脊椎の両サイドにある交感神経と副交感神経を軟らかくして

若がえろうとする力を引き出す
脊髄の両サイドを軟らかくしてあげる

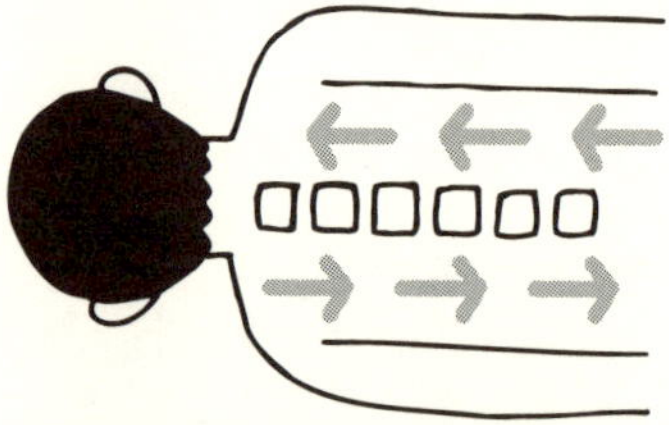

脊髄の両サイドを上下に、ゆっくり
首から骨盤までマッサージする

あげる。押しながらマッサージを一五分間することで、体が軽くなっていきます。

ストレスを溜めることにより、交感神経と副交感神経はかたくなっていきます。著しく血液循環が悪化して、頭痛や全身倦怠感を生じ、イライラしてくるでしょう。

ご夫婦なら、一五分間ずつ、交代で背中を押してあげると良いです。

一人暮らしの人は、健康グッズ売場で、左図のような形の道具を手に入れるとよいでしょう（高額ではありません）。

図のようにローラーの上に寝て、
体を上下に動かしましょう。
踵(カカト)で、体を押し上げてみましょう。

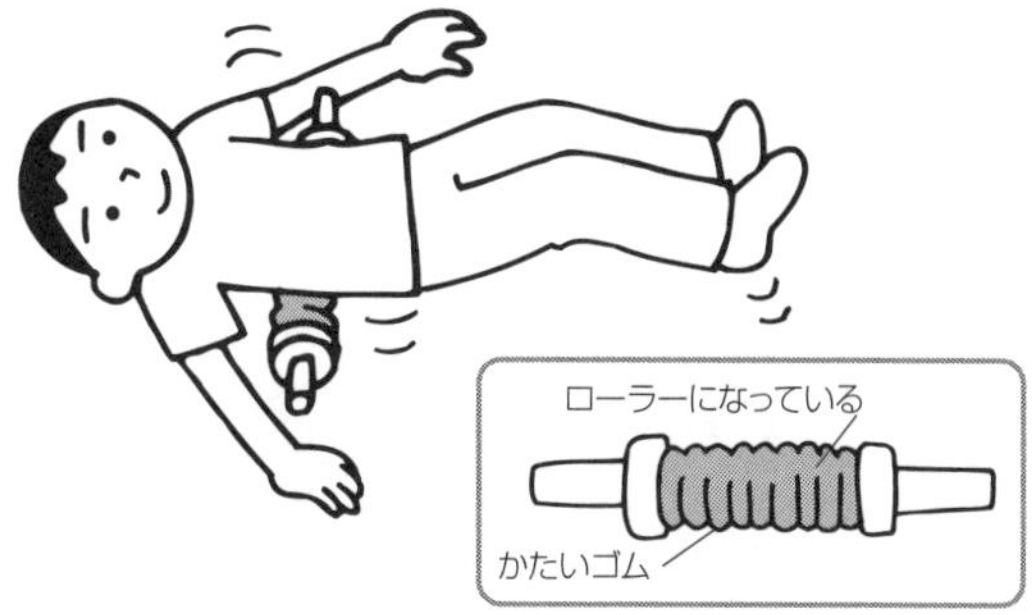

脊椎両サイドのマッサージ

あお向けに寝て、踵《かかと》でふんばっていると、脊椎の所に上手にローラー器があたると思います。

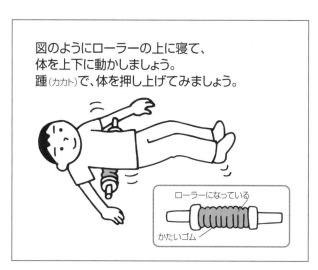

最初は、痛く感じますが、少し我慢すると、痛みが、気持ち良さに変化します。足を曲げたり、伸ばしたりしながらローラー器の上に背中を置くことで、自分の体重が適度にかかります。無理なく続けられます。

嘘だと思って、脊椎の両サイドマッサージを試してみて下さい。睡眠が深くなります。朝起きた時、爽やかに感じるで

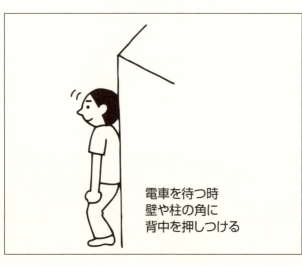

しょう。

爽やかに感じる分だけ、昨日よりも若がえっています。

壁や柱の角に背中を押しつける

電車を待つ時など、ただ立っていないで、直角の壁を見つけて、脊椎の両サイドを押しつけてみて下さい。二分間でも、ずいぶん体が軽くなってきます。

自宅だと、タンスの角に背中を押しつけてマッサージをすることも可能です。

いろいろなスタイルで試してみて自分

背中、腰からお尻のホッペ、
足の裏に体を元気にする場所がある

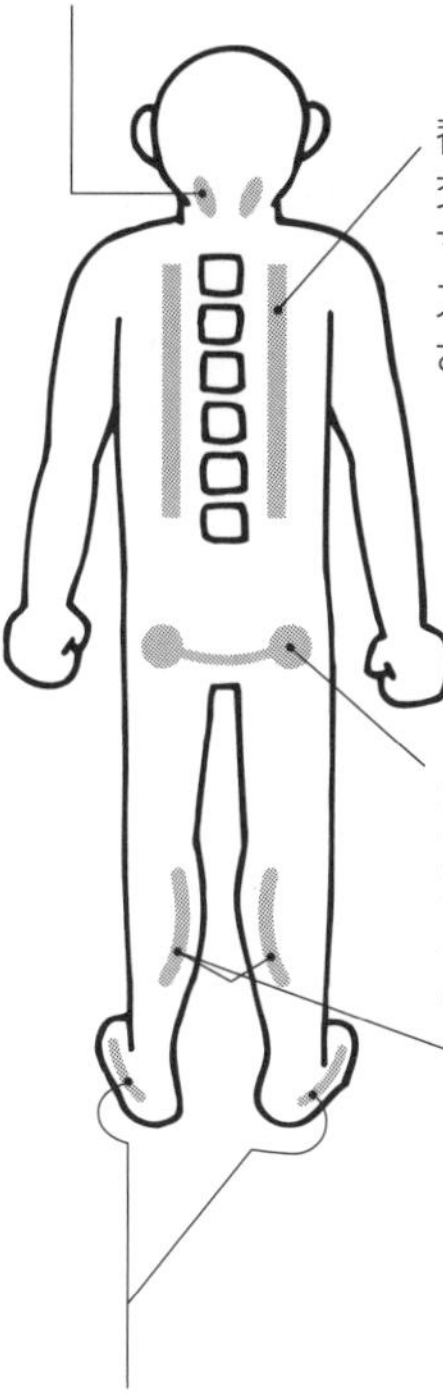
首の裏側のポイントを押し、
頭を支えている所をいたわりましょう。
脊髄の両サイドを通る
交感神経と副交感神経の
マッサージにより、
ストレスを解消できる。
さわやかな睡眠がとれていく。
股関節が一番早く老化する
所である。回りの筋肉を
鍛える必要がある。
上下運動で、かがむ、立つ
というくり返しの運動が良い。
下半身の血液を心臓に向かって
送り出す第2の心臓といわれる、
ふくらはぎがある。
軽く押しあげてマッサージを
しましょう。
内臓の働きを元気にさせるポイントは、
足の裏側である。

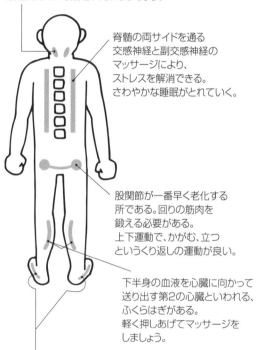

の体が調子よく感じてから、マッサージ機を買うのも良いでしょう。

若がえるコツは、背中をいたわることであります。

そして若がえるコツは、股関節を鍛えることであります。

人は目に見える顔や足はけっこういたわるようにマッサージします。でも、目に見えない背中や、尻のホッペなどはいたわりません。

実は、背中、腰から尻のホッペ、足の裏側、ここに体を元気にする場所があるのです。


疲労をためないで、その日のうちにマッサージでとろう

体を元気に若がえらせる場所は、体の裏側にあったり、足の裏側であったり、頭の後ろであったりします。

図の所を、自分なりにいたわる対策をとることが、若がえりと健康維持には欠かせないと知っておくことが必要です。

知っておけば、疲れた時に、自分で試すことができます。一度試してスッキリすると、初めて続けてみようと思う気持ちが生まれます。

世の中には、五〇代でも六〇代でも七〇代でも驚くほど美しく若い男女が存在します。そうした方達は人の見ていない所で背中を押してもらうマッサージを定期的に続けていたりします。

そのために、疲労がたまらず、深い睡眠がとれています。そして睡眠中に体を治そうとする分泌ホルモンをしっかり出しているのです。

若がえりには、老化を進めるストレスをとる作業が毎日必要ですが、毎日マッサージに通わなくても、自分で体の裏側、足の裏側をいかにしてマッサージするかを考えることを趣味にするとよいでしょう。

人の体はいうまでもなく個人差があります。かたい所に背中を押しつけ、マッサージするのが、気持ち良く感じる人もいるし、軟らかいマッサージ法が体に合

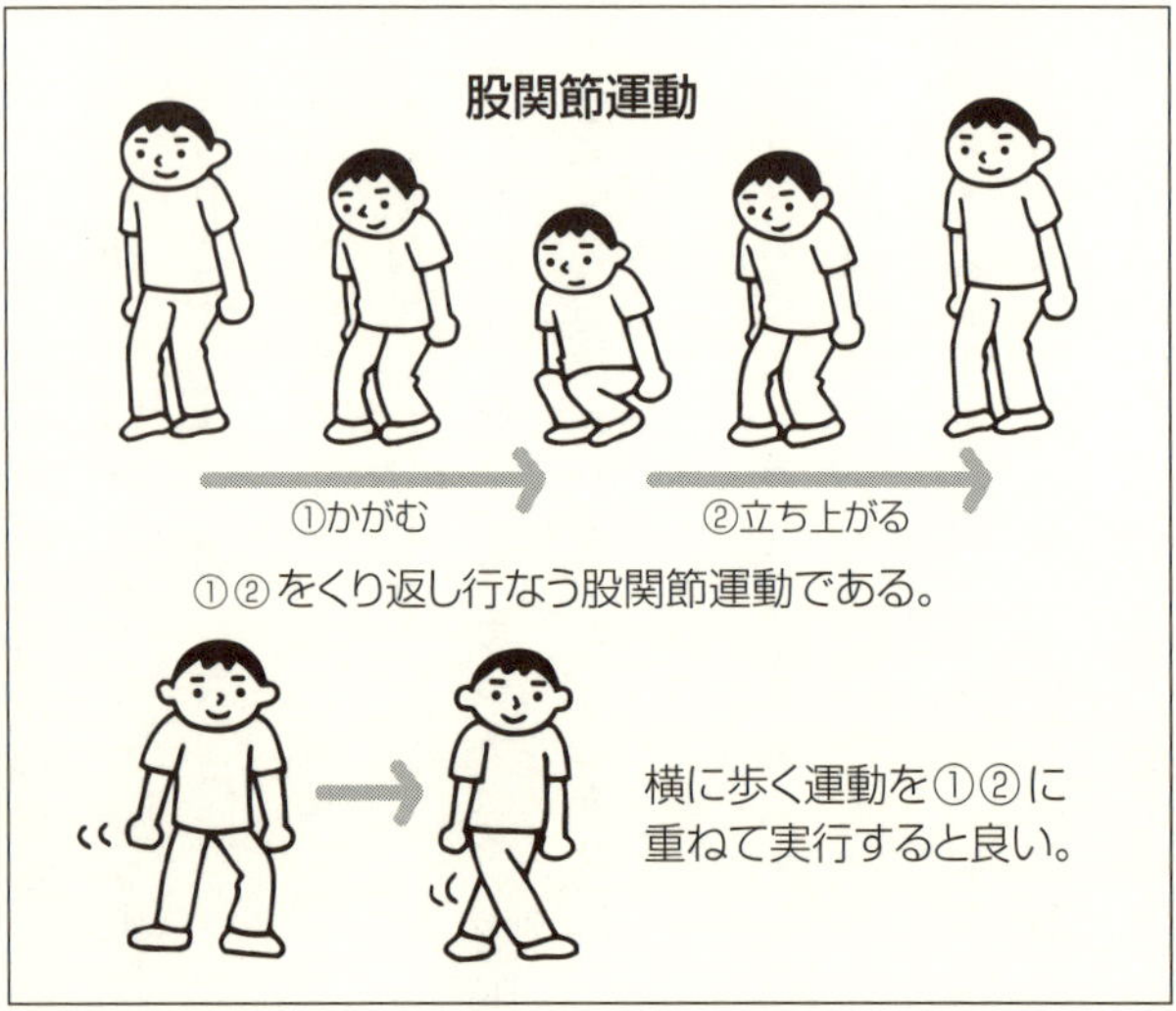
股関節運動
①かがむ
②立ち上がる
①②をくり返し行なう股関節運動である。
横に歩く運動を①②に
重ねて実行すると良い。

っている人もいます。自分が心地良いと感じるマッサージ方法が、ストレスを解消させてくれるのです。

★自分で行う指圧法

自分で行うと、速効性を感じられるので続けやすいのです。

大切なのは、家の中にあるものを使い、自分なりに背中と足の裏を指圧できる工夫をすることにあります。

自分で工夫した椅子と机を相手に指圧します。指圧時間の一五分間痛みを

背中や足の裏を指圧する

安定したソファーに横になり足の裏を机の角、
又は箱の角にあて、足の裏に指圧をかける。

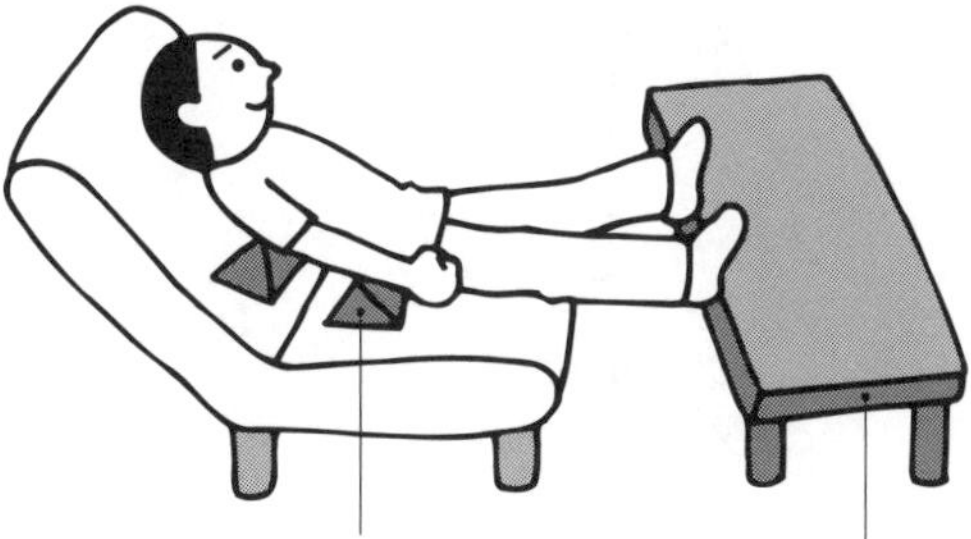

背中と椅子（ソファー）の間に、
角のあるものをはさむことで、
背中の指圧も同時にできます。

重量のある机か箱でなくては、
足をふんばる指圧がかかりません。

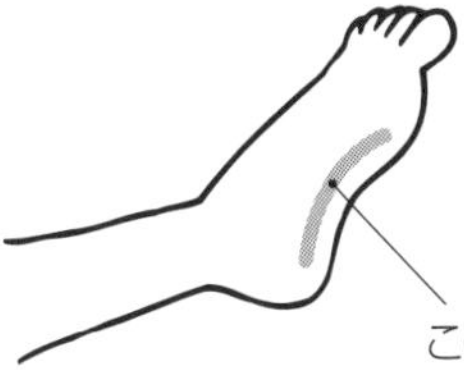

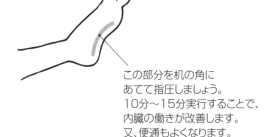

この部分を机の角に
あてて指圧しましょう。
10分～15分実行することで、
内臓の働きが改善します。
又、便通もよくなります。

味わう中でわかっていただきたいことは、痛いだけ、ストレスがたまっている状態であるということです。

その痛みを通して、明日も体をいたわるという心がまえができてくるのです。

背中や足の裏に少々心地良い痛みを感じている時は、脳は何も考えていない。「やけに痛いなあ〜」と感じる痛みと闘う時間は、痛みに集中しているので、脳はリラックス状態にあるのです。

ストレス解除と細胞復活で、血液が正常に流れ出す

自分で、自分の体を指圧する状態は、脳のストレスを解消すると同時に、体の血液循環を改善します。そのことによって、弱っている細胞を復活させる作用があります。

ストレス解除と細胞復活により、血液が正常に流れ出します。ですから、指圧をした後は爽やかになって、すっきりした気分は、顔の表情にすぐ現れます。それが若がえりにつながっています。

人は、顔や体の表面の形には、非常にこだわります。例えば肌が荒れると、あわててクリームをぬり、手入れをします。

しかし、外見を美しく若々しくしても、体の内側に目を向けなくては、絶対に若がえりはできないのです。

体の内面をいたわり、「内臓、血液循環」が正しく働いてくれるための作業として、自分で行なう指圧は欠かせない体のケアーになるのです。

体の裏側が、前側で活動する手、足、口、眼、耳を支える

ポイントは、自分の見えない背中や足の裏、足のふくらはぎ、後頭部の首筋へいかに指圧をして体をいたわるかにあります。毎日一五分間を目安にして、後は時間を多少伸ばしていくとよいでしょう。

まず二〜三日試してみて下さい。体の状態がことごとく違ってきます。まず、イライラしなくなったり、睡眠が深くとれるようになると思います。

若がえることとは、自分の中にある若がえる力を助けてあげることにあるのです。前側で活動する「手、足、口、眼、耳」が敏速に行動できるように、裏側が支えているのです。ですから、裏側にあたる面が、ストレスでかたくコリ固まってしまっています。いかにその部分をケアーするかによって、表側の「手、足、口、眼、耳」が敏速に動作できるようになります。

体は正直です。体の裏側を上手に指圧やマッサージしてあげることで、一時間後には、老廃物を尿として、出してくれるのです。

ちょろちょろ出ていた尿が、勢いよく出るようになります。

体はいたわってあげることで、正直に反応してくれます。自分の体と上手につき合うことが、若さを保つ秘訣なのです。

これからは、栄養と医療の発展により、長寿社会になります。介護されて暮すより、自分の足、手を使って、身近なことはすべて自分でやりたいものです。

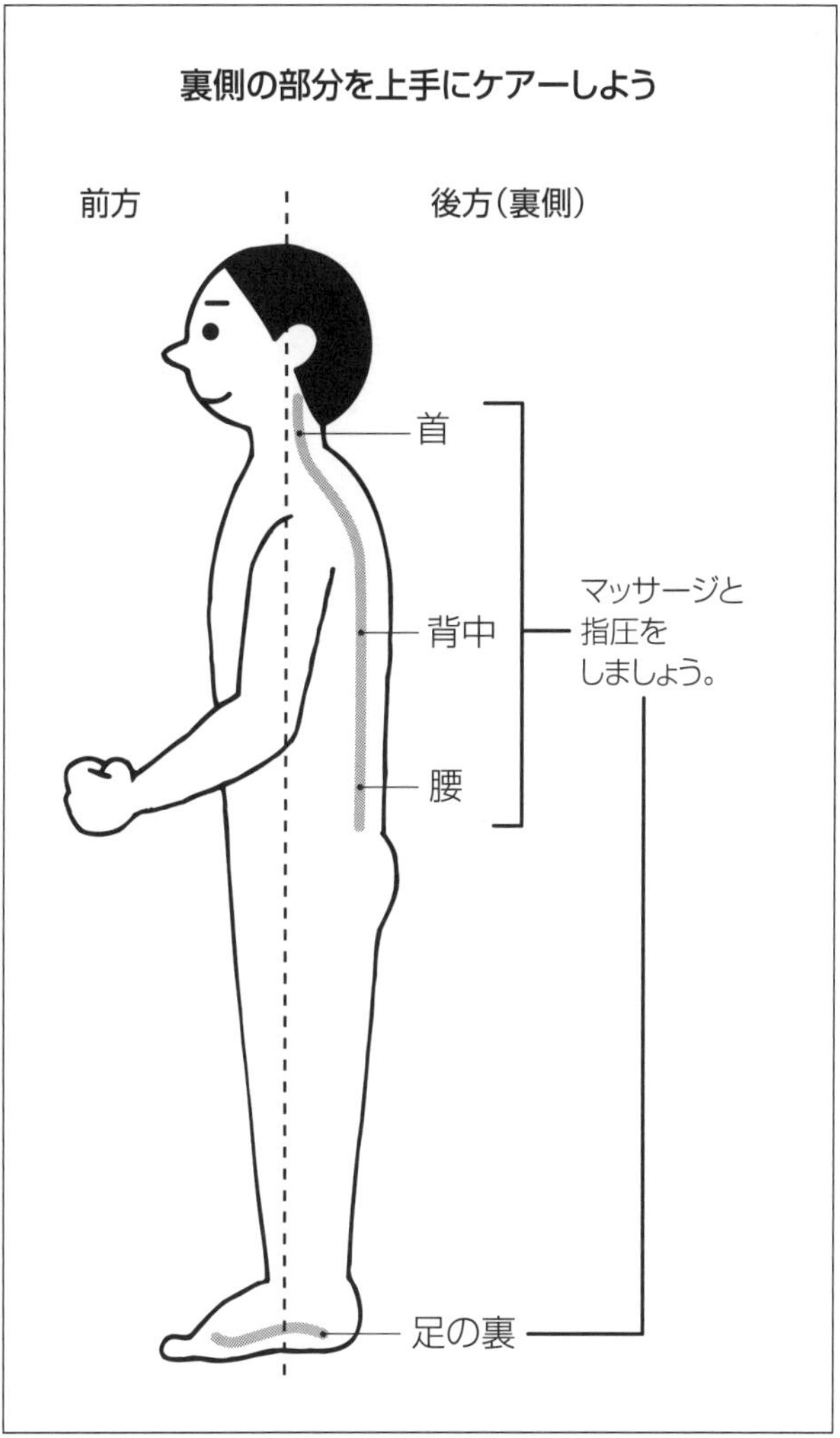
裏側の部分を上手にケアーしよう
前方
後方（裏側）
首
背中
腰
マッサージと
指圧を
しましょう。
足の裏

個人個人が自分の体をいたわり、最後まで動ける体を保つことが大切な課題です。

★人は生きていてこそ値うちがある

寝たきりの高齢者のお世話にたずさわる時、介護する家族は、患者さんの心を理解して下さい。寝たきりだと思い通りに体が動かない。ストレスのため二～三日に一度ぐらいの割で、暴言を吐いたりすることもあります。

本心ではないのですが家族にあたり散らし、困らせることを言ってきます。その時、介護にあたっている人は、絶対にまともに受けとらないで下さい。

知人の八六歳のおばあさんは脳梗塞を患い、寝たきりになってしまいました。嫁にあたる人が世話をしています。「オムツ交換、食事の世話、体をふく作業」などが一日の日課です。夕暮れ時に、暴言を吐くのも日課になっています。

例えば、お茶を飲みたいというので、お茶を持っていくと、こんな熱いお茶は飲めないといって、畳の上にお茶をまき散らす。

嫁は、腹が立って、畳をふきながら、おばあさんと口喧嘩をするのです。

おばあさんが主婦をしている時代は、日本では、薪割りをして、お風呂をわかしていたのです。そのため、夕方になると寝床に薪を持ってこいと、嫁に怒鳴るのだそうです。

嫁は薪を寝床に持っていくとおばあさんが投げるから、素早く身をかわす。障子のさんに薪がぶつかり、やぶれた障子と、くだけた障子のさんは、まるで古い屋敷のようでした。

往診に行って、驚き、どうしちゃったのと聞くと、お嫁さんが、「おばあさんが薪をぶつけた」と言って笑っている。

おばあさんの世話には馴れた様子で、「ひまができたら障子を張ります」と言って割り切っているのです。寝たきりの人は、そのようにして、ストレス解消をすることがあると、勉強させせられました。

それから一年半が経ち、おばあさんの暴言も少なくなって、老衰で他界されたのです。

お世話をしていたお嫁さんが一カ月後、クリニックにお礼に来られました。その時、聞いた話ですが……おばあさんの世話をしている時は、一日が戦争のように忙しかった。

でもおばあさんがいなくなると、なぜか、ボーとしてしまう日があり、手こずっていても、生きていた時の方が一日に張りがあったというのです。

亡くしてみて、初めてわかるさびしさに、耐えがたいと感じるそうです。

そうだなあ、人は生きていてこそ、値うちがあるのだと思わされた一瞬でした。

エピローグ
自分自身が変わっていく喜び

戦後三〇年（一九七五年）頃までは、家族は、祖父母、両親、子供達で暮らしていました。家族の人数は六人から一〇人であり、祖父母や両親が病気になっても、家族全員で助け合い、役割分担が決められていました。それが自然でしたから、介護問題は大きく取り上げられることではありませんでした。

現在の子供達は、大家族で育っている人が年々少なくなっています。数十年後には、一人で介護問題の負担をかかえるようになってしまうでしょう。

そうした先を、今から見通した上で、若くても（二〇代でも）自分の健康維持に関心を持つことを習慣づける必要があるのです。

そして今、戦後生まれの人達が六〇代を迎えています。その人達は、物がない時代に育ち、急に進んだ食生活の豊かさでメタボリック症候群である肥満、脂肪太りに悩まされています。その多くが高血圧、糖尿病などの病気を抱えることになってしまっています。

生活習慣病が持病にあると、自分の体の状態が不安定なため、精神的不安も大きくなってしまうのです。

そうした先行きを考えて、持病のある人も、現在健康な人も含めて、健康維持そして若がえりについて実際にとり組んでいって欲しいと思います。

若がえり健康法が、きっとこの先、自分の人生を助けてくれるに違いありません。

●若がえる方法は、熟睡度をいかに高めるかです。

●若がえる方法は、体に良い食生活への改善。

- **若がえる方法は、精神を安定させる精神管理にあります。**
- **若がえる方法は、体を支える筋肉と血液循環を良くする運動にあります。**
- **若がえる方法は、自分を知り自分を好きになる、自分自身の観察にあります。**
- **若がえる方法は、生活そのものを楽しむことにあります。**
- **若がえる方法は、無理なく継続できる習慣にあります。**

要するに、睡眠、食事、運動が基本であり、それらを支える元が精神のケアーです。

精神管理がうまくできないと、睡眠が浅くなる。そのことで、食欲が減少します。すると、風邪などひきやすくなって、体調を崩してしまうのです。

体調を崩すことにより、体が老化しやすくなります。

健康で若々しい体を作るには、精神面を重要視する必要があります。

人が持つ感情が素早く目的を決めます。気分が良いと仕事の段取りをテキパキしたり、友達に会いに行こう、ということになります。

しかし感情が崩れると、「仕事も行きたくない、友達に会うのも面倒」ということになります。

一日の生活のすべてを左右するのが、自分の感情なのです。

その「感情」である「精神」を元気で健康にするには、自分を好きになり、自分に自信をつけることが第一です。楽しいと思えることに、挑戦することです。自分が夢中で取り組めることを、探し出すことが、精神を元気にさせる若がえりと関係してきます。

★千年生きている植物の生き方を参考にしよう

若がえりを心がけるにあたっては、人だけでなく、植物に目を向けることも参考になります。

人も植物も同じように生命体であるからです。

植物が芽生え、春を迎えます。花を咲かせ、夏に太陽の光をたくさん浴びて、枝を伸ばし、翌年に向けて芽を育てます。秋には実を結ばせます。秋が深まると冬眠できる形を作り、紅葉して、身軽な枯木同様の姿になります。

生命を持つものはすべて、内側で大変な作業の組立てが行われているのです。人間も生命を維持するために、体の内側では大変な作業が行われています。

植物も動物も生命を維持する時計が組みこまれていて、一方的に歳をとっていくのではありません。

四〇歳代までは自然の若さが充分に残っています。普通のレベルである健康状態を持つ人は、自分が老いる恐怖はあまり持ち合わせていません。

しかし、老いは突然ある朝やってきます。人は老いに気づくとショックを受けます。でも、そんなに落ち込む必要はありません。

生命を持つものは、すべて頑張って生きようとする、すごい力が体の中には宿っているのです。

人間ではわかりにくいのですが、大木を見るとわかります。台風によって、枝が折れても、翌年を待たずして次の枝を伸ばそうとしてきます。

人間も同じ生命を持つ生物ですから、同じことが体の中では息づいているのです。

五〇歳代になったとしましょう。ただ単に六〇歳代を迎えるために歳をとっていると思いがちです。

ところが、驚くことに、五二歳では、老けたなあーと鏡を見て思っていても、時が経ち五八歳を迎えた時、鏡をのぞいて見ると、五二歳の時より若々しく感じることがあると思います。

五〇歳代から六〇歳代に向け、どんどん歳をとると思いがちですが、六〇歳代でも同じことがいえます。

静かに音もたてず、騒ぐこともなく、体の中では生命の力が若さを保とうと頑張ってくれているのです。ですから六〇歳代であっても、七〇歳代であっても一〇〇歳でも生命がある限り、一生若さを保つ力は存在しながら、生命維持をはかってくれているのです。

同じ生命を持っている仲間である、人間と大木との異なる点は多いのですが、なぜ樹々は千年杉や千年桜と呼ばれるまで生きるのでしょう。

人は長生きをしても、一〇〇歳頃が寿命と思いこんでいますが、自分で限界を決めてはいけないと思うのです。

人と大木の違いとして、人には感情がある。樹はその感情表現があってもシンプルである。桜の樹は花を咲かせる瞬間から、翌年に咲かせる花の数を用意することが行われているのだといわれます。それに向けて、ひたすら枝を伸ばすのです。

目的に向かってひたすら生きようというシンプルな生き方をしているから、千年までも生きられるのでしょうか？

人は、樹々とは異なり、多くの喜びと悲しみと寂しさ、満足と不満といった感情があり、自らの生命力を常にゆさぶっている。そこが大きく異なる点に思えてなりません。

人は、樹々のように千年まで生きられなくても、その生き方を参考にすると、今よりは幸せな気分になれるような気がします。そしてそれが、健康な精神を作りあげてくれることになるでしょう。要するに、自分が持つ感情で、自らの生命を脅かさないで、と申し上げたいのです。

大木を真似して、坐禅を組んでゆったりした時間と向き合う空間こそが、心の余裕を作り出してくれる気がしてなりません。

★若がえりイメージトレーニングをしよう

嫌な日々でも、そうでない日でも寝床に入る前に「絶対幸せになる」と思うことが、幸せの扉を開かせる一歩になります。

「他人と自分とを比べる」と、幸せにはなりにくくなります。

自分なりに今日も良くできたと自分で誉めてあげましょう。

自分の中にいる遺伝子を引き継ぐもう一人か、もう二人の人が誉められたことに対して喜ぶことです。

内面に潜む遺伝子の力がぐんと前に出てきます。

そして明日も頑張って新しいことを始めようと思うようになるのです。

自分の中の力と会話するイメージトレーニングにより、脳は日頃の緊張から解放され、リラックスした状態になります。

そうすると深い睡眠に導かれ、ぐっすり休めるようになります。

さらに休んでいる間に傷んだ細胞の修復がなされるのです。

一方でイライラした状況で床につき眠れない日々では、細胞がある日、悪性の癌を作り出すことも珍しくありません。

日常生活では腹が立つことや嫌な思いをすることがたくさんあるでしょう。

そんな腹立ちも、人を許す気持ちを持つと、静まります。

医師の仕事をやらせていただいていると、身勝手な患者さんに手を焼いたり、イライラすることもあります。

「どんな仕事でも楽な仕事はない！」と独りごとを言います。

そうすると自分の中にいる遺伝子達が外に飛び出してきて「そうだ、そうだ」と手を叩く——こうしたイメージが腹立ちを嘘のように収めてくれます。

六〇歳でも七〇歳でも年齢には関係なく、「自分はまだ、できる」とイメージしましょう。

脳はイメージ通りにさせてくれるのです。

脳は宇宙の縮小型に思えてなりません。

自分には無理！　まだやってもいないのに、無理と決めてかかって簡単な問題でも考えようとしない。そうすると脳はストライキを始めます。

そしてどんな簡単なことでもほんとうに無理になり、体が動かなくなるのです。

若い頃から無理と決めてかかる癖《くせ》をつけてしまうことで、できないことが多くなります。

実年齢が一六歳の少女、実年齢が二一歳の女子大生が学校帰りにクリニックへ来ます。

そんな時の彼女たちは、若々しさがなく老け込んだおばさん顔になっています。

笑ったり、声を出すことをしないのです。スマートフォンの画面を覗くだけで無表情に近い顔。感情を表に出せなくなってしまっています。

そういう若者達が増えているのです。

将来の夢を聞くと目的がない若者が多い、本当に多いのです。

困ったなあ~と思ってしまいます。

この少女達の両親は共働きで、幼い頃に預けられて育ってきました。

思い切り甘える、「だっこ」されるということがありませんでした。

だから、感情表現を欠落させてしまったのです。

幼い頃から寝付く時に物語絵本を読んであげるなど、幸せなイメージを作り上げた子供は、すぐに夢の国へ入っていくことができます。

元気な顔で朝を迎えられます。

大人だって、幸せな夢の国に入っていくイメージトレーニングが必要なのです。

「明日はきっとうまくいくよ!!」と思うイメージをして床につきましょう。

細胞の若がえりが、そこにあるのです。

精神科医が教える
最強の若返り

著　者　浅川雅晴
発行者　真船美保子
発行所　KKロングセラーズ
東京都新宿区高田馬場2-1-2　〒169-0075
電話 (03) 3204-5161(代)　振替 00120-7-145737
http://www.kklong.co.jp
印　刷　中央精版印刷(株)
製　本　(株)難波製本

落丁・乱丁はお取り替えいたします。
※定価と発行日はカバーに表示してあります。
ISBN978-4-8454-5067-1　C2247　Printed In Japan 2018